特定非営利活動法人日本メディカルハーブ協会認定

メディカルハーブ検定テキスト

Medical Herb

公式テキスト

Text Book of Medical Herb Examination

特定非営利活動法人日本メディカルハーブ協会検定委員会　監修

池田書店

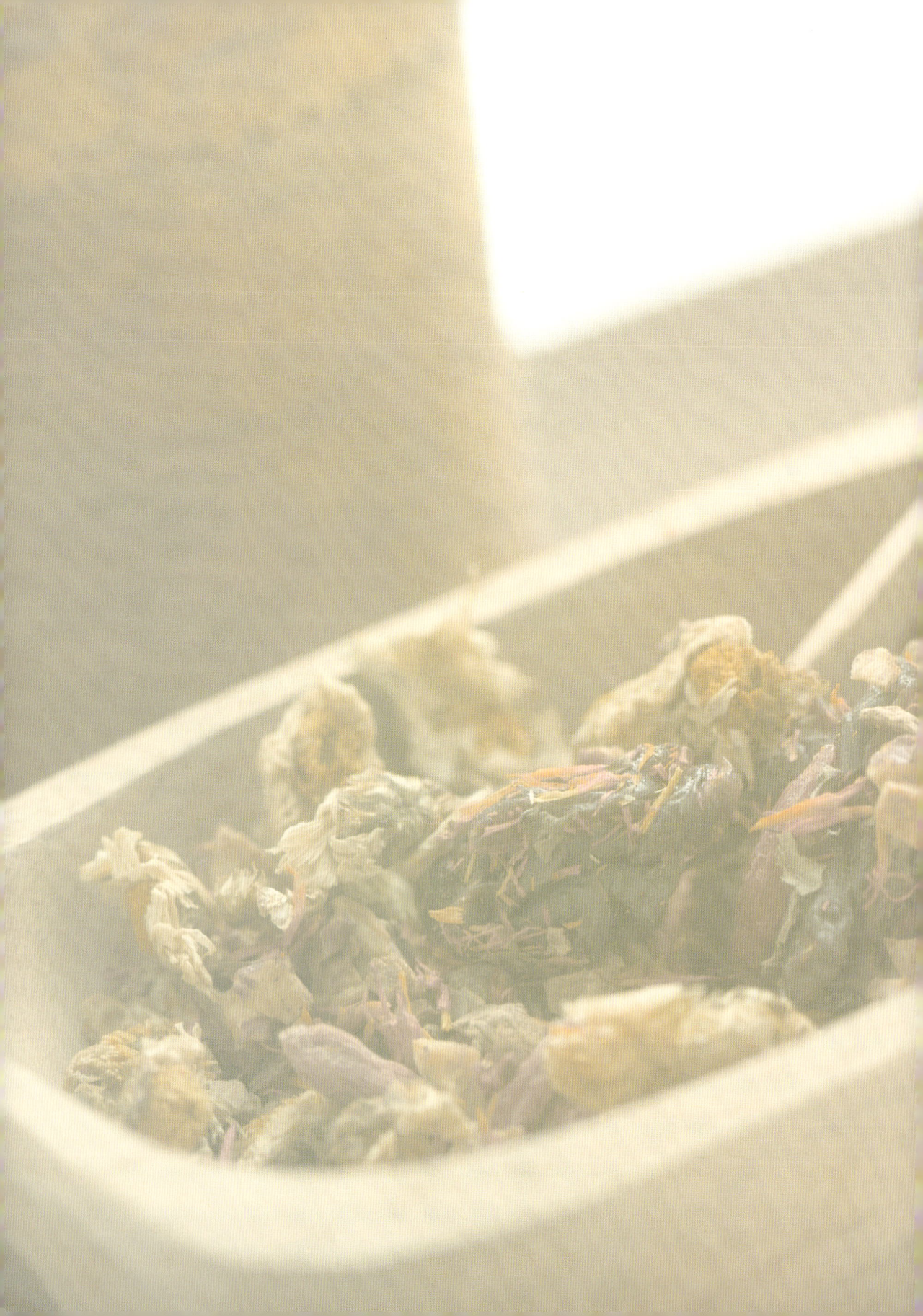

[はじめに]

　ハーブを料理に使ったり、ハーブを育てることは、すでに私たちの生活の一部になっています。また近年は、ハーブがもつ成分を健康や美容に役立てようというメディカルハーブの分野がクローズアップされてきています。これは、現代人が抱える心身のトラブルにハーブが有用であることがあらためて見直されてきたためです。そのため、メディカルハーブの専門家の需要も高まってきています。

　メディカルハーブ検定のコンセプトは、「ハーブを日常生活に生かして楽しむ」ことにあります。また、日本メディカルハーブ協会認定資格の「メディカルハーブコーディネーター」への入り口でもあります。

　メディカルハーブコーディネーターとは、メディカルハーブを楽しむために必要な最低限の知識として、15種類のハーブの安全性、有用性、さまざまな使い方などを理解し、広めることのできる資格です。

　ハーブを楽しむだけでなく、セルフケアに役立つ知識を身につけることは、検定を目指す皆さんの励みになり、さらには合格したときの大きな自信につながるはずです。

CONTENTS

はじめに ……………………………………………… 003
本書の使い方 ………………………………………… 006

■ INTRODUCTION …………………………………… 007
特定非営利活動法人
日本メディカルハーブ協会（JAMHA）について ……… 008
メディカルハーブ検定について ……………………… 009

LESSON 1　メディカルハーブの世界 …………… 011

メディカルハーブとは？ ……………………………… 012
　自然療法 …………………………………………… 012
メディカルハーブの歴史 ……………………………… 014
　古代ギリシア・ローマの医学 ……………………… 014
　中世から近世のヨーロッパ ………………………… 015
　近代薬学の台頭 …………………………………… 015
　統合医療への流れ ………………………………… 016

LESSON 2　ハーブのプロフィール ……………… 019

ウスベニアオイ ……………………………………… 020
エキナセア …………………………………………… 021
エルダーフラワー …………………………………… 022
ジャーマンカモミール ……………………………… 023
セントジョンズワート ……………………………… 024
ダンディライオン …………………………………… 025
ネトル ………………………………………………… 026
ハイビスカス ………………………………………… 027
パッションフラワー ………………………………… 028
ペパーミント ………………………………………… 029
マテ …………………………………………………… 030
マルベリー …………………………………………… 031
ラズベリーリーフ …………………………………… 032
リンデン ……………………………………………… 033
ローズヒップ ………………………………………… 034

LESSON 3　メディカルハーブの機能と仕組み …… 035

メディカルハーブに含まれている成分 ……………… 036
　植物化学成分 ……………………………………… 036
機能はどのように発揮されるのか …………………… 038
　成分が相乗効果を発揮する ………………………… 038
　多方向に作用する ………………………………… 038
メディカルハーブの主な作用 ………………………… 040
　5つの代表的な働き ………………………………… 040

LESSON 4　メディカルハーブを使う ……………… 043

ハーブを利用するためのさまざまな方法 …………… 044
　ハーブティー ……………………………………… 044
　・温浸剤 …………………………………………… 045
　・冷浸剤 …………………………………………… 045
　ハーバルバス ……………………………………… 046
　・全身浴 …………………………………………… 046
　・半身浴 …………………………………………… 047
　・部分浴 …………………………………………… 047
　蒸気吸入 …………………………………………… 048
　フェイシャルスチーム ……………………………… 049
　芳香浴 ……………………………………………… 049

湿布 …………………………………………… 050	アトピー性皮膚炎・湿疹 ……………… 074
・温湿布 ………………………………… 050	外傷 ……………………………………… 075
・冷湿布 ………………………………… 051	便秘 ……………………………………… 076
チンキ …………………………………… 052	二日酔い ………………………………… 077
・内用チンキ …………………………… 053	スポーツ前の集中力と持久力のアップ … 078
・外用チンキ …………………………… 053	不眠・抑うつ …………………………… 079
浸出油 …………………………………… 054	不安・緊張 ……………………………… 080
・温浸油 ………………………………… 054	目の疲れ ………………………………… 081
・冷浸油 ………………………………… 055	強壮 ……………………………………… 082
軟膏 ……………………………………… 056	口臭予防 ………………………………… 083
パウダー ………………………………… 057	部屋の消臭 ……………………………… 083
・パック剤 ……………………………… 057	ペットのケア …………………………… 084

ハーブ以外の材料 …………………………… 058
　製剤に使う基剤 ………………………… 058

安全に使用するために ……………………… 060
　購入時の注意点 ………………………… 060
　使用時の注意点 ………………………… 061
　保存上の注意点 ………………………… 062

LESSON 5　ハーブによる癒しのレシピ …… 063

胃腸の不調 …………………………………… 064
花粉症 ………………………………………… 065
月経前症候群(PMS) ………………………… 066
ダイエット …………………………………… 067
シミ・色素沈着の予防 ……………………… 068
シワ・たるみの予防 ………………………… 069
肌荒れ ………………………………………… 070
冷え性 ………………………………………… 071
肩こり・腰痛 ………………………………… 072
風邪・インフルエンザ ……………………… 073

■ 巻末付録 …………………………………… 085
メディカルハーブ検定試験の例題 ………… 086
解答 …………………………………………… 088
用語辞典 ……………………………………… 090

> **Memo**
> 植物を利用するほかの自然療法との違いは？ …… 018
> 科名について …………………………………… 018
> ハーブの安全性 ………………………………… 062
> ハーブ1gの目安 ………………………………… 065
> 湿布と合わせて腹部のマッサージ …………… 076
> マテのアレンジメニュー ……………………… 082

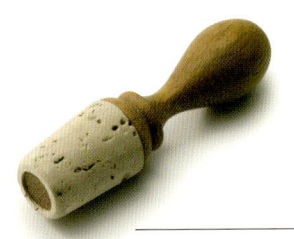

［本書の使い方］

本書の内容は特定非営利活動法人日本メディカルハーブ協会が実施する
メディカルハーブ検定試験に対応して編集したものであり、
以下のような構成になっています。

・・・

■LESSON 1「メディカルハーブの世界」
メディカルハーブの定義と歴史を解説しています。

■LESSON 2「ハーブのプロフィール」
検定試験の対象になっている15種類のハーブについて
主要成分や主な作用など個々の特徴をまとめています。

■LESSON 3「メディカルハーブの機能と仕組み」
ハーブに含まれる成分とその作用の仕組み、主な作用などを解説しています。

■LESSON 4「メディカルハーブを使う」
ハーブから機能成分を取り出して活用するためのいろいろな方法を紹介。
ハーブ以外に使用する素材や安全な方法についても解説しています。

■LESSON 5「ハーブによる癒しのレシピ」
日常的に起こる心と体のトラブルに対してどのようにハーブを使えばいいか、
症状別の具体的な活用方法を紹介しています。

・・・

メディカルハーブ検定試験は
上記「LESSON 1」〜「LESSON 5」の内容から出題されます。
各レッスンを熟読した上で、巻末の例題を解いて、
自分の苦手な分野を見極めるなど、受験準備にいそしんでください。

※なお、各レッスンの内容中「MEMO」の部分は検定の出題対象ではありません。
ハーブを楽しむための参考知識としてお役立てください。

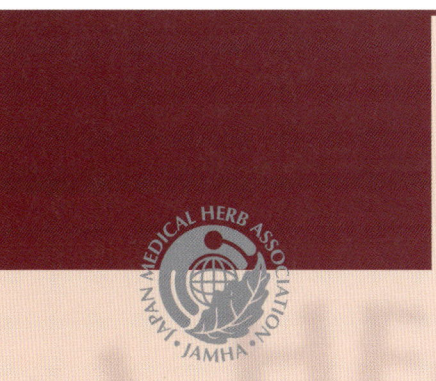

イントロダクション
INTRODUCTION

特定非営利活動法人
日本メディカルハーブ協会（JAMHA）について
About Japan Medical Herb Association

　日本では1970年代から欧米の生活文化としてハーブが紹介され、ハーブ料理やハーブ栽培などの分野で急速に普及しました。その一方で医療や健康作りの分野での活用については、情報が不足していたこともあって取り組みが遅れ、公的な団体も存在していませんでした。

　そこで、1999年に医療従事者や学識経験者、業界関係者などが集い、メディカルハーブ広報センターを設立、2006年には特定非営利活動法人として認可を受け、日本メディカルハーブ協会と名称を変更しました。

　日本メディカルハーブ協会は、メディカルハーブの安全性と有用性の普及啓発を目的に、以下の3事業を中心にさまざまな活動を行っています。

❶ 調査・研究事業
メディカルハーブの安全性、有用性に関する調査ならびに研究などを行います。

❷ 指導者、専門家を育成するための教育事業
メディカルハーブに関する資格の認定などを行います。

❸ 普及事業
講習会、セミナー、シンポジウムなどの開催による啓発活動、会報誌の発行、ホームページの運営などを行います。

特定非営利活動法人日本メディカルハーブ協会　組織図

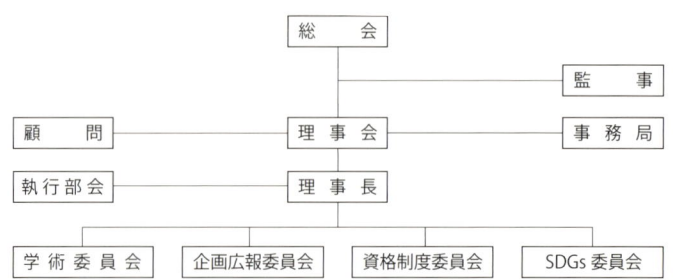

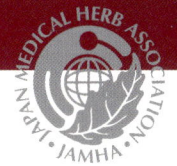

メディカルハーブ検定について
About Medical Herb Examination

　日本メディカルハーブ協会では、これまで通学制の教育プログラムを設け「ハーバルセラピスト」「日本のハーブセラピスト」「シニアハーバルセラピスト」「ハーバルプラクティショナー」「ホリスティックハーバルプラクティショナー」という5つの資格認定を行ってきました。すでに多くの人が資格を取得して、さまざまなジャンルで活躍しています。

　しかし、これらの資格を取得するためには一定の期間、協会の認定校や認定教室に通学して資格認定試験のための勉強をする必要があります。このため、認定校や認定教室が生活圏にない地方の人や仕事、家事、育児などでまとまった時間のとりにくい人たちから、自宅で時間を選ばずにメディカルハーブが学べるプログラムを求める声が多く寄せられていました。

　そこで、メディカルハーブを身近に楽しく学ぶ入り口として、メディカルハーブ検定を実施しています。この検定は、メディカルハーブを安全に楽しむために必要な最低限のコンパクトにまとめたものであると同時に、合格後に「メディカルハーブコーディネーター」の資格検定にもつながるものです。自身の美容と健康のためだけでなく、家族や友人とメディカルハーブを楽しむための知識として、あるいはハーブショップやアロマサロンでのサービスに必要な知識として活用してください。

検定概要

■試験の日時・実施場所	日本メディカルハーブ協会のウェブサイトで告知 http://www.medicalherb.or.jp/
■受験料	6000円（税別）
■受験資格	特に問いません（年齢、経験など）
■受験形式	オンラインによる選択式
■出題範囲	『メディカルハーブ検定テキスト』
■申込方法	受験要項に記載

※合格者には合格証書が交付されます。

●メディカルハーブコーディネーター資格認定について

　検定合格後に、日本メディカルハーブ協会の会員になると、メディカルハーブコーディネーター資格が認定され認定証が交付されます。

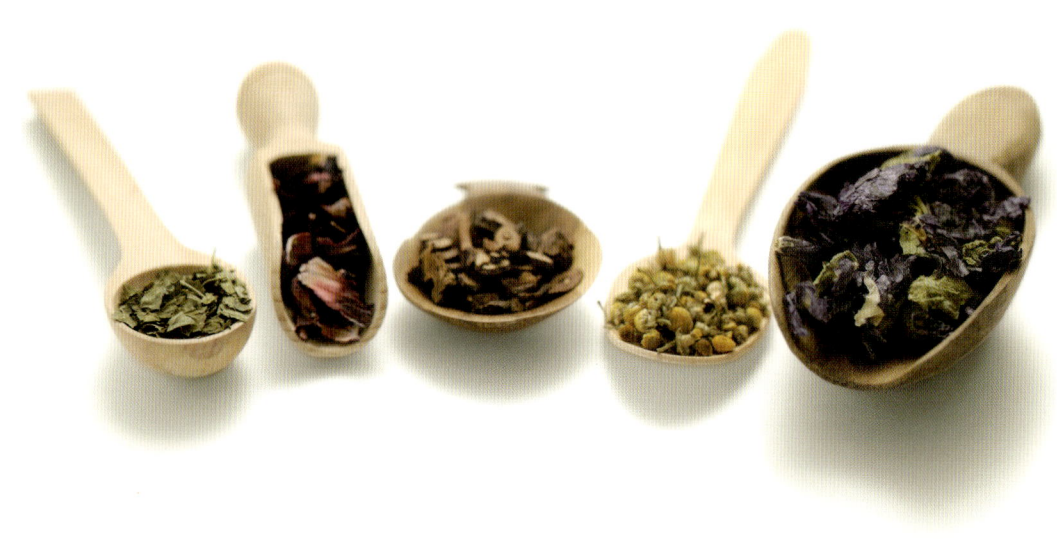

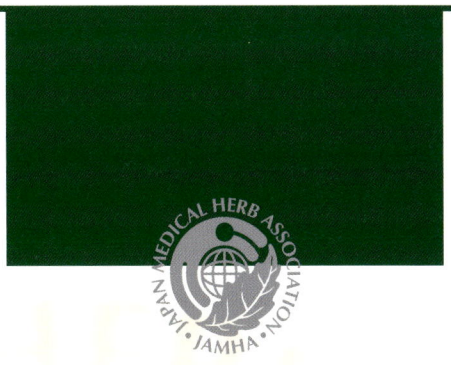

LESSON 1

メディカルハーブの世界
ABOUT MEDICAL HERB

私たち人間と植物の深い関わり合いを知ることが
ハーバルライフをはじめる第一歩です
メディカルハーブとは何なのか、人類の歴史のなかでどういう存在だったのか……
定義と歴史からハーブの世界の扉を開けましょう

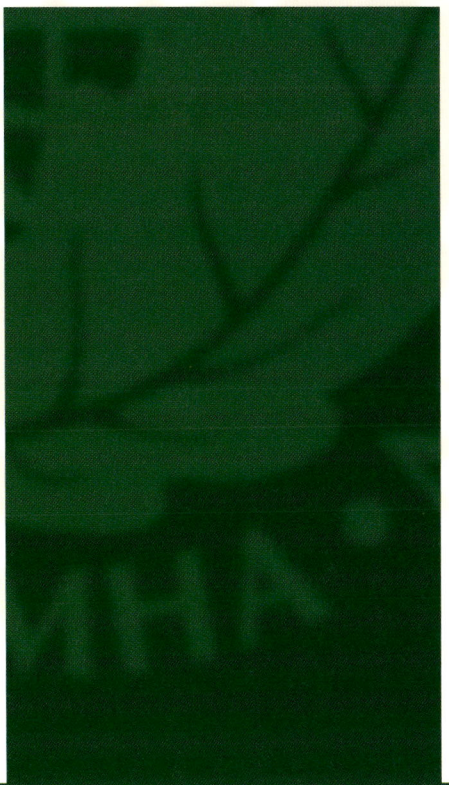

メディカルハーブとは？
What is medical herb?

ハーブは人の生活に役立つ植物の総称です。
「薬草」や「香草」と邦訳され、
料理をはじめとして日常生活のさまざまな分野で活用されています。
メディカルハーブとはハーブに含まれている成分を
健康維持のために使おうとする分野で、
薬用植物そのものを示す場合もあります。

自然療法

近代医学以外の、主に伝統的な療法を代替療法といいます。その多くには健康管理や病気の予防、治療を行うときに、人の体にもともと備わっている自然治癒力を利用するという共通点があります。

これを「自然療法（ナチュロパシー）」と呼び、メディカルハーブもその一分野にあたります。植物と人の関わりは古代人の時代から連綿と続いていますから、最も歴史がある自然療法といってもいいでしょう。

自然療法では、健康なときの人の体は全体的に一定のバランスがとれた状態になっていて、そのバランスが崩れようとしたときには、元の調和した状態に戻す力が働くと考えます。これが自然治癒力です。つまり、病気になったときは体のバランスを元に戻す自然治癒力に働きかけます。人を心も含めて全体的（ホリスティック）にとらえ、その全体のバランスを見るといってもいいでしょう。ここが、外からくる病気の原因や病んでいる部位だけに働きかけようとする近代医学との、一番大きな違いです。

たとえば、風邪などで高熱が出た場合、近代医学では抗生剤と解熱剤を使うのに対して、自然療法では体を温めて汗をかかせようとします。発熱は細菌やウイルスをやっつけようとする体の反応なので、それを助けるためです。自然治癒力に信頼を寄せるのが自然療法なのです。

●メディカルハーブと近代医学の違い

メディカルハーブと近代医学との違いもほかの自然療法と同じで「薬」という観点に絞るとそれはもっとはっきりします。LESSON 3 で詳しく学ぶことですが、近代医学の薬が主に

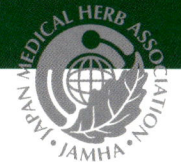

単一成分なのに対して、メディカルハーブには非常に多くの成分が含まれています。これは、作用が穏やかで、一点集中ではなく全身に作用することにつながります。多くの成分がバランスよく働くからです。

含まれている成分の量自体も医薬品に比べると格段に少ないため、副作用など有害な作用の心配がなくなります。

ただし、近代医学の医薬品のルーツがメディカルハーブにあることも忘れてはいけません。薬用植物に含まれている成分の中から有用なものだけを取り出し、さらにその成分と同じものを人工的に合成することで医薬品が生まれたのです。元は同じものがなぜ分かれてしまったのか？　これからどうなっていくのか？　次項でその歴史を少しひも解いてみましょう。

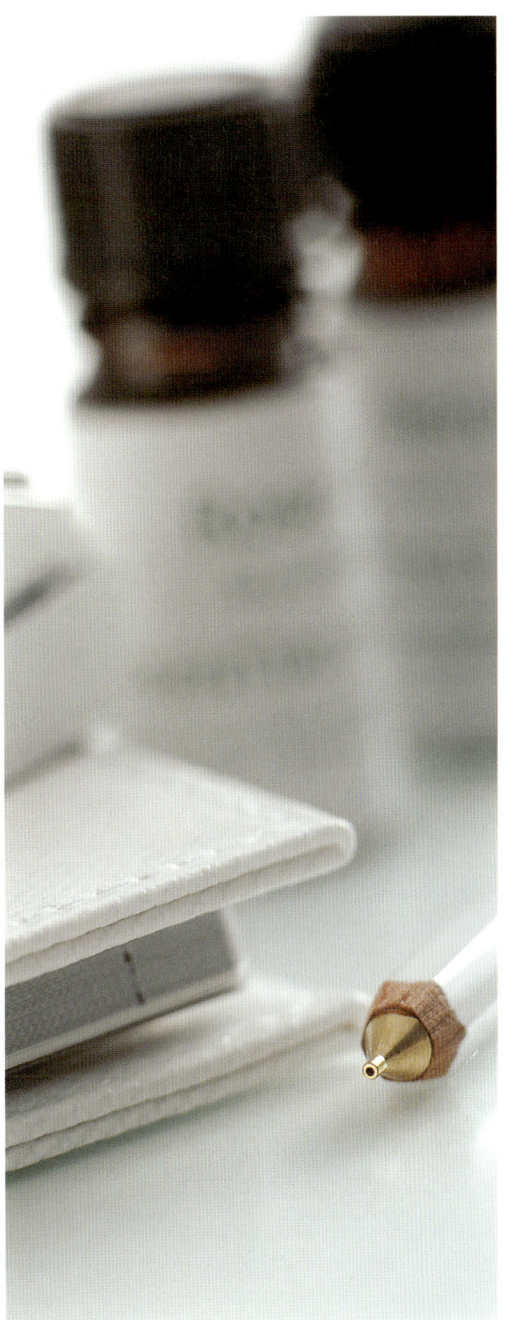

メディカルハーブの歴史
History of medical herb

薬用植物と人類の関係は、人類の誕生とともにはじまった
といっていいでしょう。
二足歩行をはじめた人類の祖先たちが、言葉や文字を使い出すより先に、
身の回りに豊富にある植物の薬効を知っていたとしても不思議ではありません。
薬という認識はなかったにしろ、食べると元気がでる、塗ると痛みが薄れるなどという
経験の伝達はあったはずです。

古代ギリシア・ローマの医学

古代文明の時代になると、すでにメディカルハーブの萌芽が世界のあちこちで見られるようになります。古代エジプト時代の紀元前1700年ころに書かれたパピルスの文書には、アロエなど約700種類のハーブが記録され、うがい薬や湿布などに使っていたことが記されています。

インドでも同様で、紀元前1000年ころにまとめられた伝統医学アーユルヴェーダの書物に数百種類の薬用植物を見ることができます。古代ギリシア時代になると、薬草による治療は体系化された医学という色彩を帯びはじめます。紀元前400年ころ、医学の祖と呼ばれる古代ギリシアの医師ヒポクラテスは「体液病理説」という考えの元、400種類にもおよぶハーブの処方をまとめ、今でいう芳香浴の作用にも言及しています。

●体液病理説

ヒポクラテスの「体液病理説」とは、人の体内には血液、黒胆汁、黄胆汁、粘液の4種類の体液が流れていて、そのバランスが崩れたときに病気が起こるというものです。

中国の伝統医学にも、陰陽（いんよう）と五行（ごぎょう）（宇宙を構成する木・火・土・金・水の5つの性質）のバランスで体質や病因を判断する陰陽五行論があり、先に書いたインドのアーユルヴェーダにも人の体質を3つ（ヴァータ・ピッタ・カパ）に分け、体質の調和をとることを治療につなげる考え方があります。洋の東西を問わず、病気の治療にあたって体質を考えてバランスを回復させるという方法をとるのは、伝統医学の基本なのです。

薬草を使う医学は古代ローマ時代になるとさらに進み、1世紀ころの医師ディオスコリデスが著した『薬物誌』には薬効のある植物だけでも

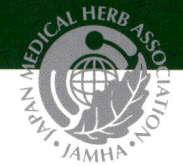

約600種類が取り上げられており、ヨーロッパでは実に16世紀まで薬のバイブル的存在でした。

また、同じくローマの医師であったガレノスは、180年ころに500種類以上ものハーブを使い、数多くの水薬を作っています。

なお、同じころ、漢代の中国でも、中国最古の薬物書である『神農本草経』がまとめられています。

中世から近世のヨーロッパ

古代ギリシアから古代ローマへの医学の系譜は、アラビアを経て中世のヨーロッパへと伝わります。この過程で植物療法に大きな功績を残したのは、10世紀のペルシアの医師アビケンナ（イブン・シーナ）です。アビケンナは錬金術の技術から蒸留方法を確立させ、植物から精油を蒸留しました。これが、今のアロマセラピーの基礎になったのです。

●ハーブの時代

植物療法の発展と広がりは、15世紀から17世紀半ばまで続いた大航海時代を抜きには語れません。発見の時代ともいわれたこの時期に、コロンブスによる新大陸の発見、ヴァスコ・ダ・ガマのインド航路開発など、ポルトガルやスペインの船がヨーロッパと新大陸、さらには東洋の間を行き来し、多くのスパイスやハーブがヨーロッパへと持ち込まれました。

今もメディカルハーブとして広く使われているエキナセアも、この時代に新大陸からヨーロッパへともたらされたものです。ハーバリストと呼ばれる植物療法の専門家が活躍したのもこのころで、とくにイギリスではターナー、カルペッパー、ジェラード、パーキンソンなど高名なハーバリストが輩出しました。

近代薬学の台頭

植物療法が医学の中心であった時代は、19世紀の初頭まで続きます。しかし、1827年ころに抗炎症作用や鎮痛作用があるハーブ、セイヨウシロヤナギやメドースイート（セイヨウナツユキソウ）からサリシンという成分が分離されたのをひとつのきっかけに、薬の世界で大きな変化がはじまります。

1860年ころには、コカの葉からコカインが分離、さらにサリシンからアスピリン（アセチルサリチル酸）が化学的に合成されるまでになりました。

コカインは今でこそ犯罪に直結する薬のように思われていますが、当時は画期的な麻酔薬であり、外科医療の発達に大きく貢献したのです。

コレラ菌の発見やツベルクリンの発明で知られるコッホ、狂犬病のワクチンを発明したパスツールといった細菌学者が登場するのも19世紀の後半で、彼らの活躍によって「特定病因論」という考え方が定着しました。これは、特定の病気は特定の病原菌が原因になるというもので、20世紀になってその病原菌を殺すペニシリンなどの抗生物質が作り出されると、医学の中心は医薬品を使う近代医学に移ることになります。

● **伝統医学の衰退**

　病原菌を狙い撃ちするという意味で、当時「魔法の弾丸」と呼ばれた医薬品の隆盛とともに、それまでの伝統医学は次第に顧みられなくなります。

　医薬品が作られたヨーロッパの植物療法はもちろんのこと、イギリス統治下のインドではアーユルヴェーダの学校が閉鎖され、中国でも伝統医学の学校が閉鎖されました。

　日本でも1883年（明治16年）に、医師免許に関する法律が整備されるのですが、漢方医はその対象から外されました。

統合医療への流れ

　20世紀になって世界の医療の主流になった近代医学は、やがてひとつの転機を迎えることになります。合成された医薬品や手術に頼る医療が、必ずしも万能ではないという意識が人々の間に生まれてきたのです。その大きな原因には、薬害や副作用といった医薬品自体の問題が数多く出てきたことに加え、工場排水などによる環境汚染が社会問題化したことがあります。科学一辺倒に疑問符がつきはじめたのです。

　また、病気そのものの性質が変化したことも見逃せません。伝染病や感染症などが少なくなり、代わって生活習慣病や心身症といった病気に悩む人が増えてきました。これは、近代医学の力が多くの伝染病を駆逐したからなのですが、結果として治療より予防、部分より全体の調和という、近代医学よりも植物療法をはじめとする代替療法が得意とする分野が、見直されはじめているのです。

● **近代医学と代替療法の融合**

　このような流れを受けて、近代医学と代替療法の長所を患者の治療に生かそうとする統合医療がはじまりつつあります。

　近代医学は緊急の治療が必要な症状や外傷などに強みを発揮する一方、慢性的な症状やストレスからの症状の治療には最適といえず、代替療法にはその逆の傾向があります。

　長所を生かすことによって互いの短所がカバーされ、患者にとって有益な医療の形になるというのが、統合医療の考え方です。端緒についたばかりで将来像はまだ不明ですが、メディカルハーブがその一端を担う可能性はとても大きいと考えられます。

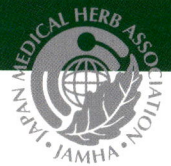

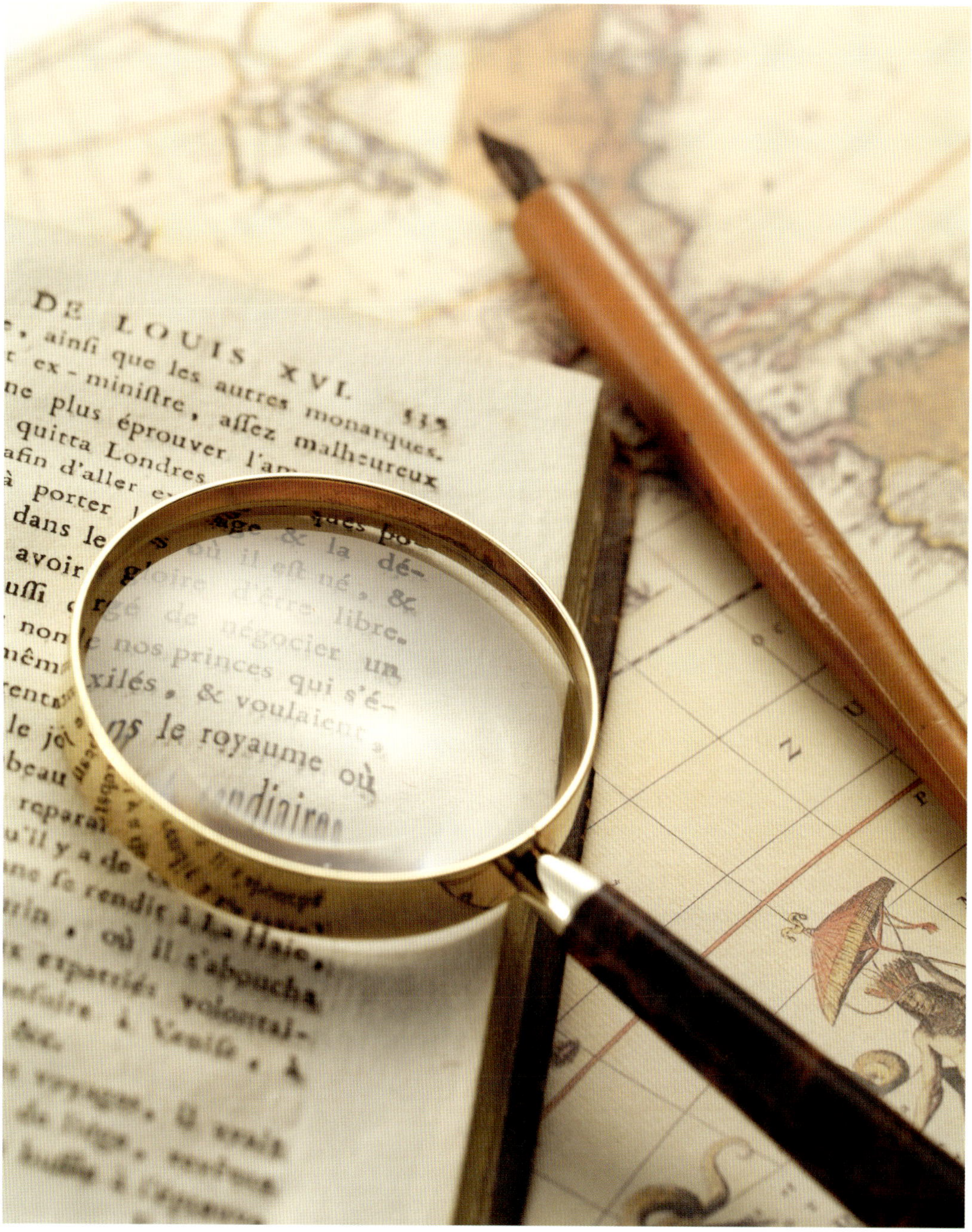

LESSON 1

Memo

植物を利用するほかの自然療法との違いは？

メディカルハーブ以外にも、植物を利用するいくつかの自然療法があります。
メディカルハーブとの相違点と類似点をみておきましょう。

●アロマセラピー

　植物に含まれる成分のうち、脂溶性の芳香成分を利用する方法で「芳香療法」と訳されます。植物から抽出して濃縮した精油（エッセンシャルオイル）だけを使い、メディカルハーブのように植物本体を利用することはありません。
　また、原則として精油を内服することはなく（海外では医師の指導のもとで内服しているところもあります）、芳香浴、入浴、マッサージなどの方法を使います。

●フラワーエッセンス

　野生の花のもっているエネルギーで心のダメージを回復させ、それによって体のトラブル軽減にもつなげるという、イギリス人医師エドワード・バッチによって考案された療法です。同じように植物を使っていても、植物化学成分ではなくエネルギーの利用が目的ですから、メディカルハーブとは異なります。
　数十種類の野生の花から作ったエキス数滴を心の状態に応じて飲み分けるという活用方法なので、ハーブティーに落として飲むことはよく行われます。

●漢方薬

　植物を原料とすることはメディカルハーブと同じですが、植物以外にも動物や鉱物などを使用することと、定められた処方で多数の原料を配合したものを使うことが相違点です。漢方薬は基本的に医薬品に指定されています。

Memo

科名について

　植物の種は約30万種に分類されています。分類学はリンネによってはじまり、植物の形態の違いを中心にして分類されました。その後、進化の概念を取り入れて体系分類した分類体系が一般的に使われてきました。近年、DNA解析を基にした分類が発展し現在では主流になりつつあります。本テキストのハーブのプロフィールで紹介されているエルダーフラワー、リンデンは新しい分類体系と旧来の分類体系では科名が異なります。これらについては新旧の科名を併記してあります。

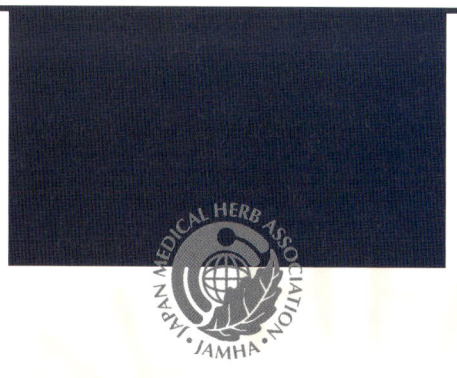

LESSON 2

ハーブのプロフィール
PROFILE OF HERB

検定で出題の対象になるメディカルハーブは15種類あります
このレッスンでは、ハーブの学名、使用する部位、主な作用、適応など
各ハーブのプロフィールについて知識を深めます
検定試験で知識が問われるメディカルハーブ15種類のプロフィールを覚えましょう

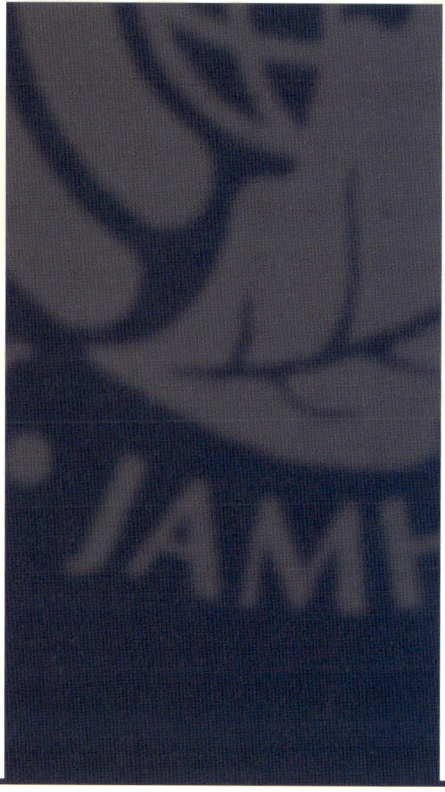

MALLOW
ウスベニアオイ

■学名	*Malva sylvestris*	
■科名	アオイ科	
■使用部位	花部	
■主要成分	粘液質（多糖類）	
	アントシアニン	
	タンニン	
■作用	皮膚・粘膜の保護	
	刺激緩和	
■適応	口腔・咽喉・胃腸・泌尿器の炎症	

　ウスベニアオイの青色はアントシアニン色素であるため、ハーブティーにレモン汁をたらすと液性が酸性に変化して一瞬でピンクに変色します。

　粘液質を豊富に含むため、欧米では昔から風邪によるのどの痛みやせき、それに胃炎や尿道炎などに用いられ、また皮膚のトラブルに湿布やパックとして活用されています。

　一般的にはマロウブルーと呼ばれています。

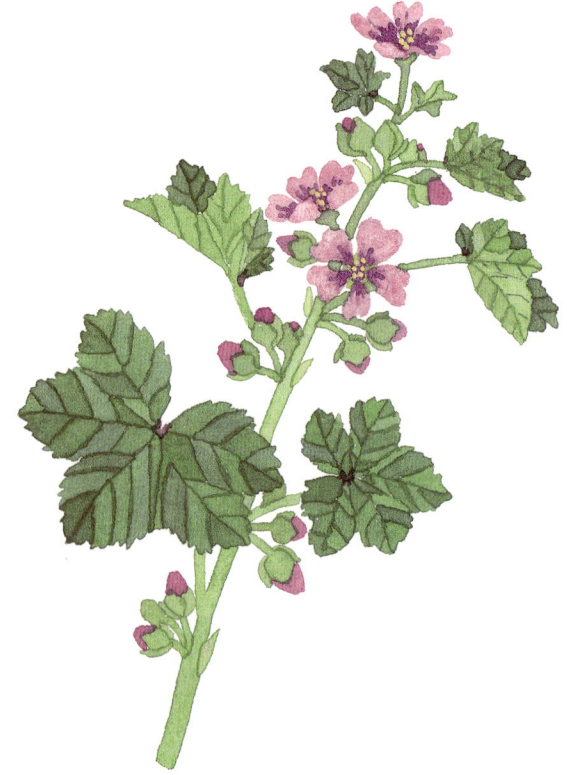

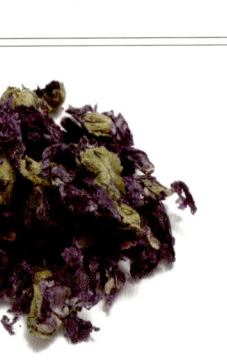

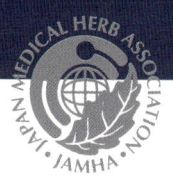

ECHINACEA
エキナセア

■学名	Echinacea angustifolia
	Echinacea purpurea
	Echinacea pallida
■科名	キク科
■使用部位	地上部、根部
■主要成分	エキナコシド
	シナリン
	多糖類
	イソブチルアミド
■作用	免疫賦活
	創傷治癒
■適応	風邪
	インフルエンザ
	尿道炎
	治りにくい傷

エキナセアは北米の先住民が最も大切にしたハーブで、伝染病や毒蛇に咬まれたときなどに用いました。

第2次世界大戦後にドイツなどでエキナセアの科学的研究が進み「免疫力を高めるハーブ」として広く知られるところとなり、風邪やインフルエンザ、カンジダや尿道炎などの感染症の予防に用いられています。

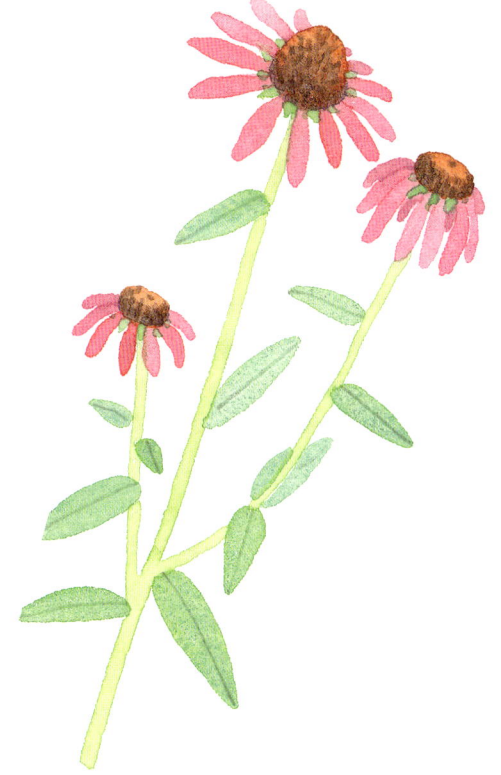

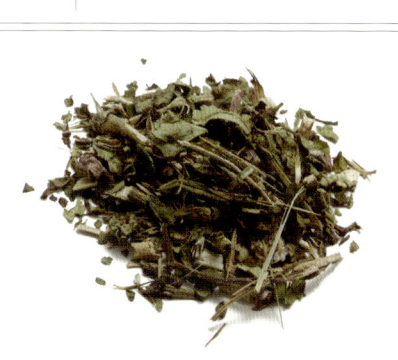

ELDER
エルダーフラワー

■学名	Sambucus nigra
■和名	セイヨウニワトコ
■科名	レンプクソウ科（スイカズラ科）
■使用部位	花部
■主要成分	フラボノイド配糖体（ルチン、クエルシトリン）
	クロロゲン酸
	粘液質（多糖類）
	ミネラル（とくにカリウム）
	精油
■作用	発汗
	利尿
	抗アレルギー
■適応	風邪
	インフルエンザ
	花粉症

　エルダーフラワーはフラボノイドを豊富に含むハーブの代表で、発汗や利尿作用をもたらします。
　また、抗アレルギー作用をもち、カタル症状を鎮めるため、欧米では「インフルエンザの特効薬」と呼ばれ、くしゃみ、鼻水、鼻詰まりといった花粉症の症状にも用いられます。英国ではコーディアルと呼ばれる伝統的な自然飲料として楽しまれています。

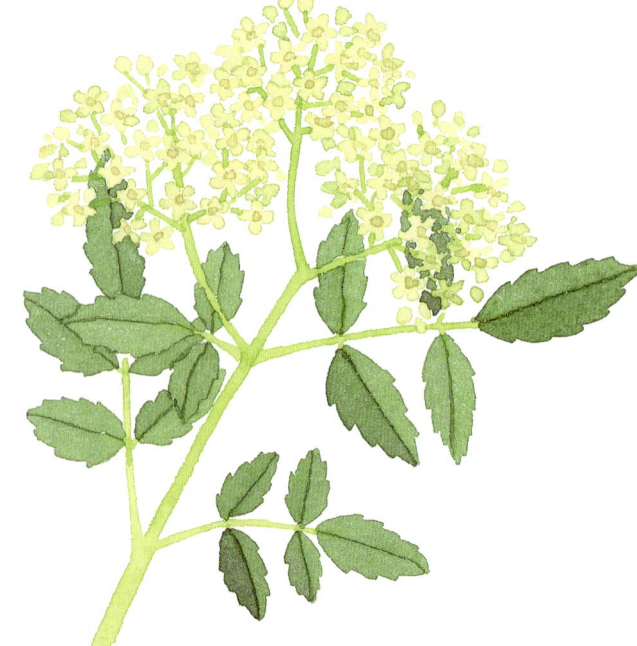

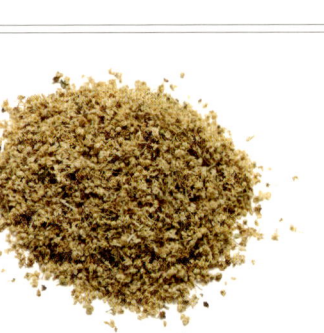

※ 科名の（　）内に記載されているものは、これまで使われてきた分類体系による科名です。

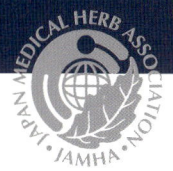

GERMAN CHAMOMILE
ジャーマンカモミール

■学名	Matricaria chamomilla（Matricaria recutita）
■和名	カミツレ
■科名	キク科
■使用部位	花部
■主要成分	精油（α-ビサボロール、カマズレン）
	マトリシン
	フラボノイド（アピゲニン、ルテオリン）
■作用	消炎
	鎮静
	鎮痙
	駆風
■適応	胃炎
	胃潰瘍
	月経痛
	皮膚炎

　ジャーマンカモミールはピーターラビットの童話にも登場し、世界で最も親しまれているハーブのひとつです。

　心身をリラックスさせるとともに消炎作用を発揮するため、ストレスによる胃炎、胃潰瘍や不眠、それに冷え性や月経痛など婦人科の症状に用いられます。牛乳と相性が良いため、ミルクティーとしても楽しめます。

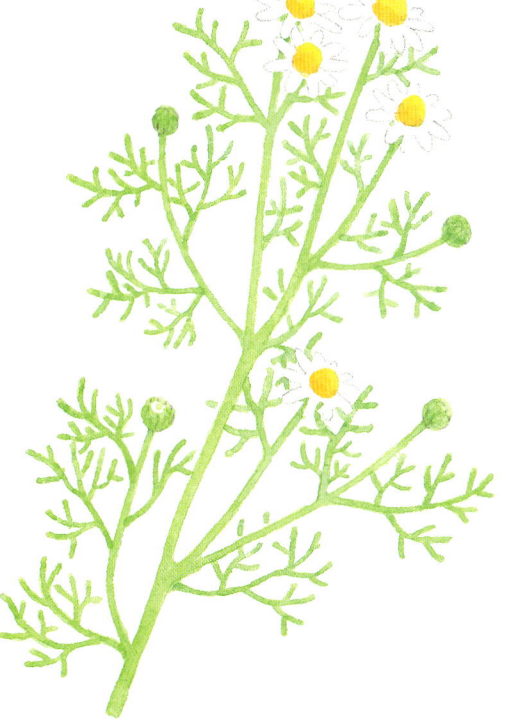

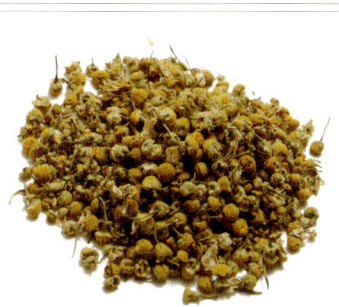

LESSON 2

ST. JOHN'S WORT

セントジョンズワート

■学名	Hypericum perforatum
■和名	セイヨウオトギリソウ
■科名	オトギリソウ科
■使用部位	開花時の地上部
■主要成分	ヒペリシン
	フラボノイド配糖体（ヒペロシド、ルチン）
	ハイパーフォリン
	タンニン
	精油
■作用	抗うつ
	消炎
	鎮痛
■適応	軽度～中等度のうつ
	月経前症候群（PMS）
	創傷

併用に注意が必要な医薬品

インジナビル（抗HIV薬）、ジゴキシン（強心薬）、シクロスポリン（免疫抑制薬）、テオフィリン（気管支拡張薬）、ワルファリン（血液凝固防止薬）、経口避妊薬

セントジョンズワートは夏至の日（聖ヨハネの日）に収穫すると最も治癒力が強いといわれ、また暗く落ち込んだ心に明るさを取り戻すことから「サンシャインサプリメント」と呼ばれています。

近年になって科学的研究が進み、抑うつに対する働きが確認され、季節性感情障害や更年期の抑うつなどに活用されています。

※セントジョンズワートは薬物代謝酵素を誘導するため、2000年5月10日、厚生省（当時）はセントジョンズワート含有食品と別記の医薬品との併用に関する注意を促す発表を行った。

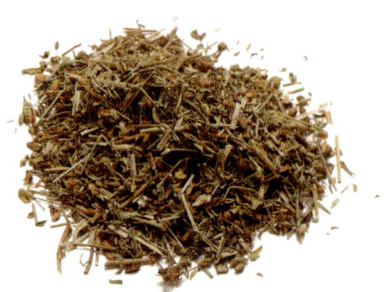

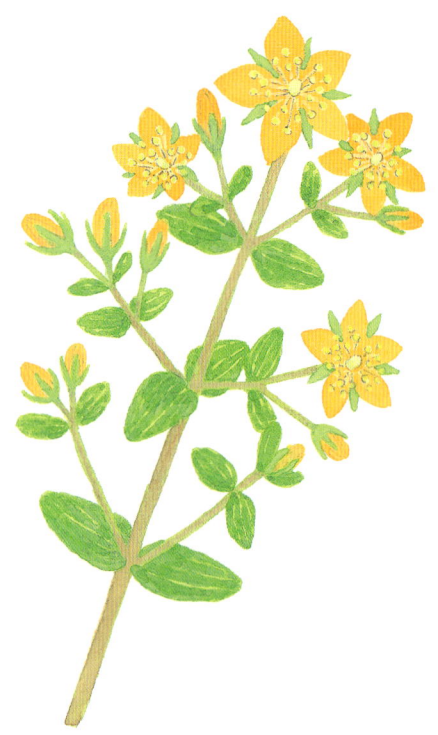

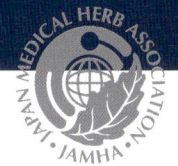

DANDELION
ダンディライオン

■学名	*Taraxacum officinale*
■和名	セイヨウタンポポ
■科名	キク科
■使用部位	根部
■主要成分	イヌリン(多糖類)
	タラキサステロール
	苦味質(タラキサシン)
	カフェ酸
	ミネラル(カリウム、カルシウム)
■作用	強肝
	利胆
	緩下
	催乳
■適応	肝胆系の不調
	便秘
	消化不良
	リウマチ

　ダンディライオンは世界各地の伝統医学で自然薬(ナチュラルメディスン)として用いられてきた歴史をもちます。わが国でも漢方薬の材料として強肝、利胆、緩下、催乳を目的に幅広く活用され現在に至っています。

　根を軽くロースト(焙煎)して入れたハーブティーは「ノンカフェインのヘルシーコーヒー」として自然志向の人々に愛飲されています。

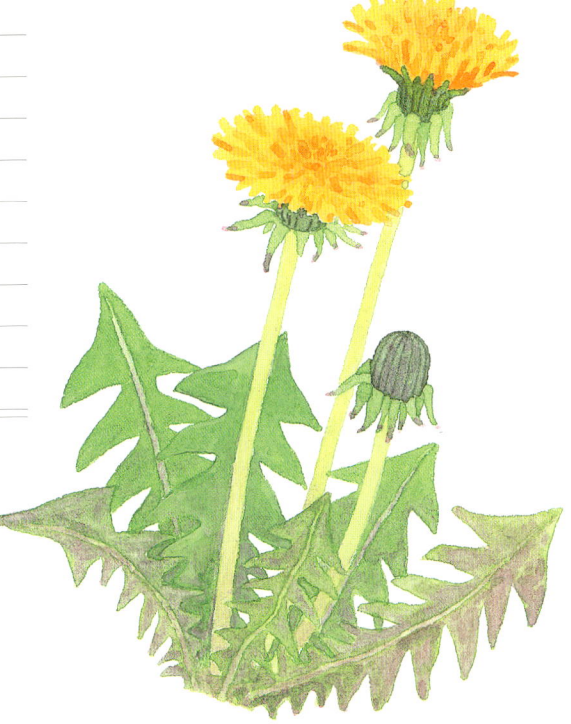

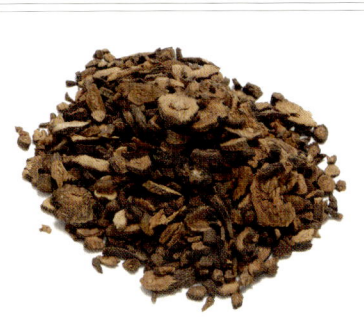

NETTLE
ネトル

■学名	Urtica dioica
■和名	セイヨウイラクサ
■科名	イラクサ科
■使用部位	葉部
■主要成分	フラボノイド（クエルセチン）
	フラボノイド配糖体（ルチン）
	クロロフィル
	フィトステロール（β-シトステロールなど）
	β-カロテン
	ビタミンC
	葉酸
	ミネラル（ケイ素、カルシウム、カリウム、鉄）
■作用	利尿
	浄血
■適応	花粉症・アトピーなどのアレルギー疾患
	痛風
	リウマチ

ネトルはフラボノイドやクロロフィル、それにビタミンやミネラルを豊富に含むハーブとして知られ、花粉症やアトピーなどのアレルギー疾患に体質改善の目的で用いられます。

ちなみにドイツなどでは春先のアレルギーの予防にネトルなどのハーブを積極的に摂取する療法を「春季療法」と呼び、現在でも続けられています。

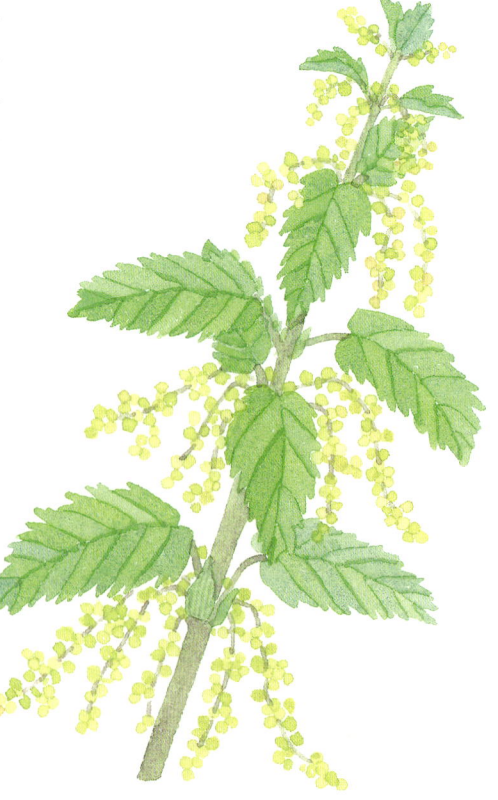

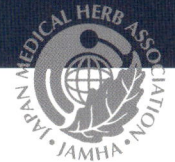

HIBISCUS
ハイビスカス

■学名	Hibiscus sabdariffa
■科名	アオイ科
■使用部位	萼(がく)部
■主要成分	植物酸(クエン酸、リンゴ酸、ハイビスカス酸)
	粘液質(多糖類)
	アントシアニン色素(ヒビスシンなど)
	ペクチン
	ミネラル(カリウム、鉄)
■作用	代謝促進
	消化機能促進
	緩下
	利尿
■適応	肉体疲労
	眼精疲労
	便秘
	循環不良

　ハイビスカスのハーブティーは、さわやかな酸味と美しいワインレッドの色をもち、世界中で女性の人気を得ています。

　メディカルハーブとしては、クエン酸などの成分がエネルギー代謝を促し、肉体疲労の回復を早めます。ビタミンCはそれほど含まれていないので、ローズヒップとブレンドすると相乗効果が得られ、風味も向上して飲みやすくなります。

　一般的にはローゼルとも呼ばれています。

LESSON 2

PASSIONFLOWER
パッションフラワー

■学名	*Passiflora incarnata*
■和名	チャボトケイソウ
■科名	トケイソウ科
■使用部位	地上部の全草
■主要成分	フラボノイド（アピゲニン）
	フラボノイド配糖体（ビテキシン）
	アルカロイド（ハルマン、ハルモール）
■作用	中枢性の鎮静
	鎮痙
■適応	精神不安
	神経症
	不眠
	高血圧

　パッションフラワーは向精神性ハーブに分類されますが、作用が穏やかであるため安心して用いることができ「植物性のトランキライザー（精神安定剤）」と呼ばれています。

　精神的な緊張やそれに伴う頭痛、不眠などを改善し、落ち着きを取り戻します。このハーブは単独よりも鎮静系のハーブ（ジャーマンカモミールなど）とのブレンドが適しています。

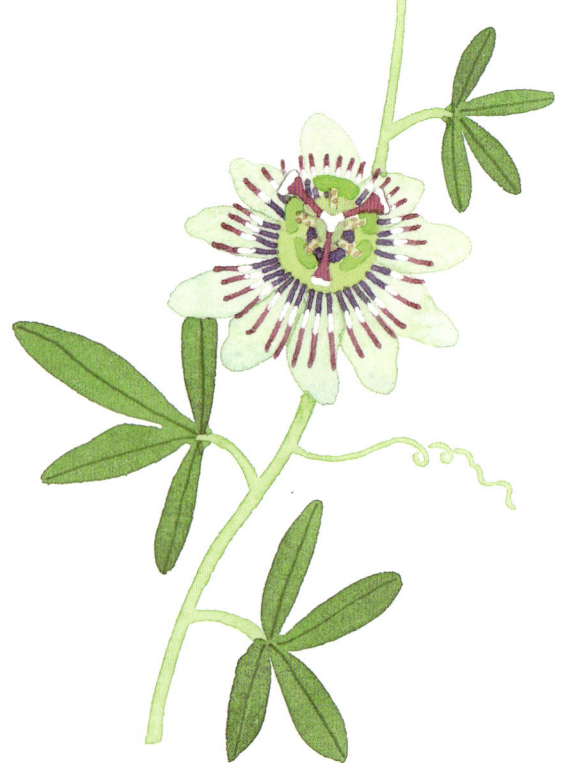

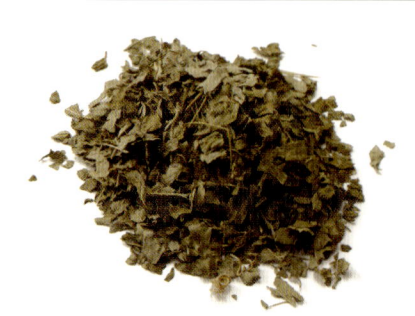

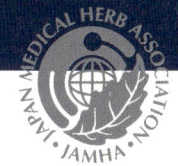

PEPPERMINT
ペパーミント

■学名	Mentha piperita
■和名	セイヨウハッカ
■科名	シソ科
■使用部位	葉部
■主要成分	精油（ℓ-メントール、メントン、メントフラン）
	フラボノイド（アピゲニン、ルテオリン）
	タンニン（ロスマリン酸）
	カフェ酸
	クロロゲン酸
■作用	賦活のち鎮静
	鎮痙
■適応	集中力欠如
	食欲不振
	過敏性腸症候群

ペパーミントのさわやかなメントールの香りは眠気を吹き飛ばし、気分をリフレッシュしてくれます。また消化器の機能を調整するため、食べすぎ、飲みすぎ、食欲不振や消化不良、吐き気などの不快な症状を鎮めます。

さらにストレスが元になって下痢や便秘、腹痛を繰り返す過敏性腸症候群などの心身症にも用いられることがあります。

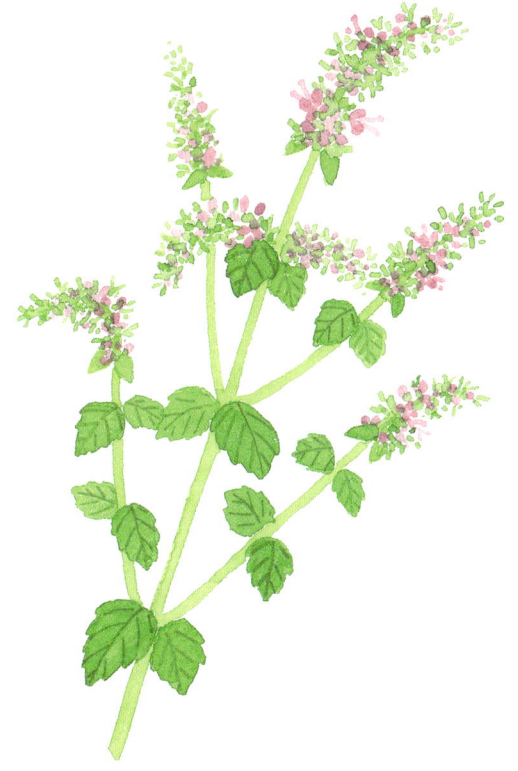

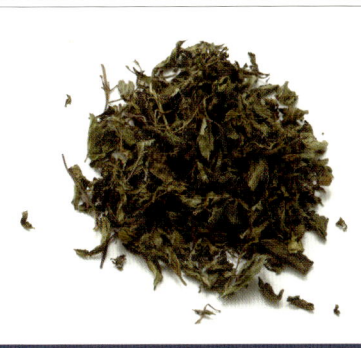

MATÉ
マテ

■学名	*Ilex paraguariensis*	
■科名	モチノキ科	
■使用部位	葉部	
■主要成分	アルカロイド（カフェイン、テオブロミン、テオフィリン）	
	カフェ酸	
	クロロゲン酸	
	フラボノイド	
	ビタミン（B_2、B_6、C）	
	ミネラル（鉄、カルシウム、カリウムなど）	
■作用	興奮	
	利尿	
■適応	精神疲労	
	肉体疲労	

マテはパラグアイ、ブラジル、アルゼンチンの南米3カ国に生育するカフェイン含有ハーブで、西洋のコーヒー、東洋の茶と並んで世界の三大ティーに数えられています。マテは脳の働きを活性化して活力を高め、利尿作用をもたらします。

また、ビタミンや鉄分、カルシウムなどミネラルを豊富に含むことから「飲むサラダ」と呼ばれています。

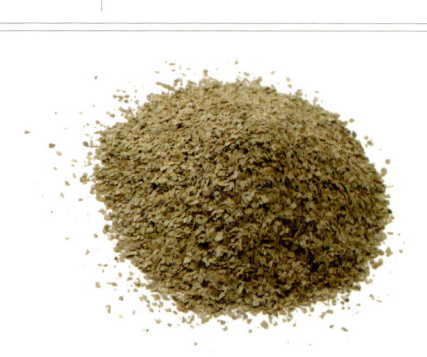
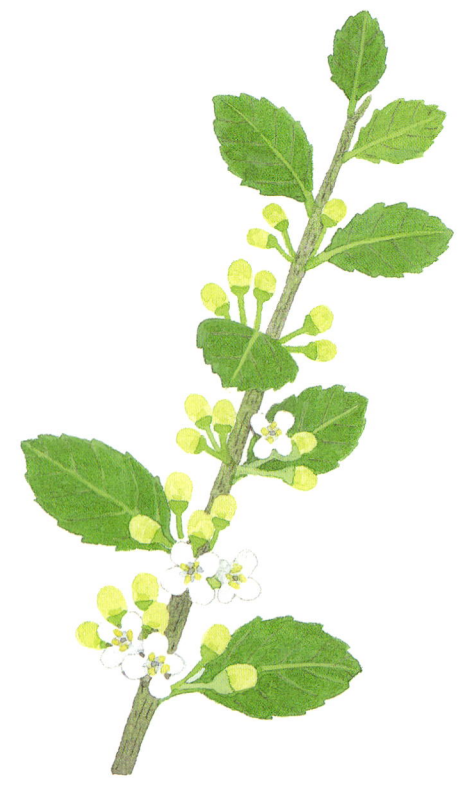

MULBERRY
マルベリー

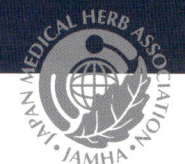

■学名	Morus alba
■和名	クワ
■科名	クワ科
■使用部位	葉部
■主要成分	デオキシノジリマイシン(DNJ)
	γ-アミノ酪酸（GABA）
	クロロフィル
	フィトステロール(シトステロール)
	ミネラル(鉄、カルシウム、亜鉛)
■作用	α-グルコシダーゼ阻害による血糖調整
■適応	高血糖や肥満などの生活習慣病予防

マルベリーの成分のデオキシノジリマイシンは二糖類分解酵素であるα-グルコシダーゼの働きを阻害して食後の血糖値の上昇を抑制します。このためマルベリーは糖尿病など生活習慣病の予防に役立ちます。

また、クロロフィルや鉄分、カルシウム、亜鉛などのミネラルを豊富に含むことでも知られています。

RASPBERRY LEAF
ラズベリーリーフ

■学名	Rubus idaeus
■和名	ヨーロッパキイチゴ
■科名	バラ科
■使用部位	葉部
■主要成分	フラボノイド配糖体（フラガリン）
	タンニン（没食子酸、エラグ酸）
	ビタミンC
■作用	鎮静
	鎮痙
	収れん
■適応	月経痛
	月経前症候群（PMS）
	出産準備
	下痢

ラズベリーはユーラシア大陸から北米にかけて生育します。ほのかにフランボワーズの香りのする葉のハーブティーは、助産師やハーバリストの間で「安産のお茶」として知られています。

また、子宮や骨盤の周囲の筋肉を調整する働きをもつことから、月経痛や月経前症候群（PMS）の予防や緩和を目的に用いられています。

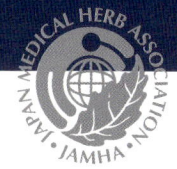

LINDEN
リンデン

■学名	Tilia europaea
■和名	セイヨウボダイジュ
■科名	アオイ科（シナノキ科）
■使用部位	花部（苞）
	葉部
■主要成分	フラボノイド配糖体（ルチン、ヒペロシド、ティリロシド）
	アラビノガラクタン（粘液質）
	タンニン
	カフェ酸、クロロゲン酸
	精油（ファルネソール）
■作用	発汗
	利尿
	鎮静
■適応	風邪
	上気道カタル
	高血圧
	不眠

甘い香りを漂わせるリンデンのハーブティーは心身の緊張を和らげる働きがあり、お休み前の一杯は質の高い睡眠をもたらします。

鎮静作用と利尿作用をもつことから高血圧に用いられたり、風邪のひきはじめに飲用すると発汗を促して治りを早めます。いずれの場合も作用が穏やかなので、お年寄りや子どもにも安心して用いることができます。

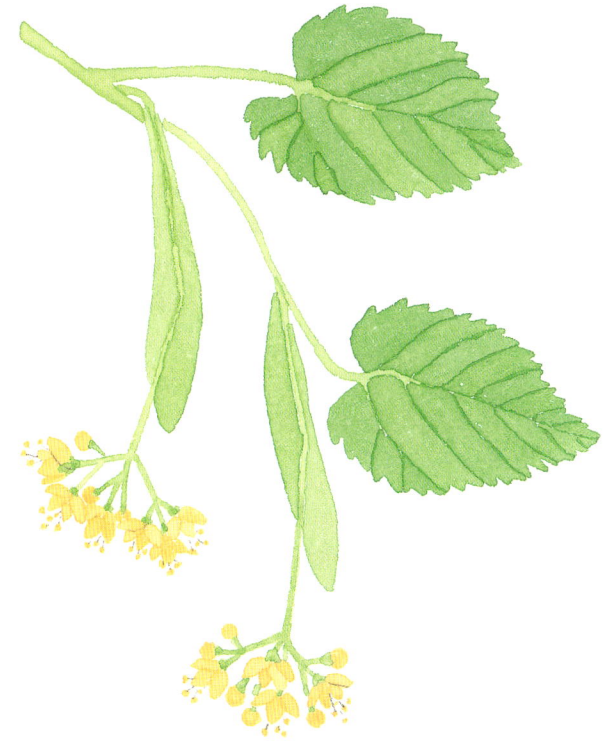

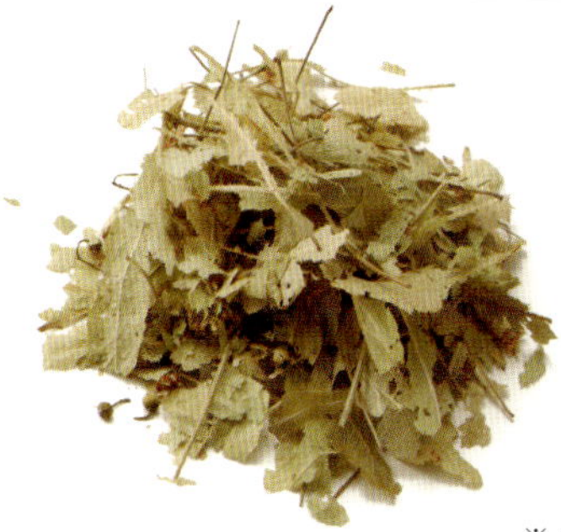

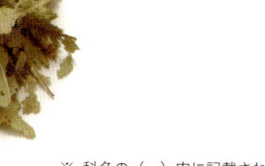

※ 科名の（ ）内に記載されているものは、これまで使われてきた分類体系による科名です。

ROSE HIP
ローズヒップ

■学名	*Rosa canina*	
■科名	バラ科	
■使用部位	偽果	
■主要成分	ビタミンC	
	ペクチン	
	植物酸	
	カロテノイド（リコペン、β-カロテン）	
	フラボノイド	
■作用	ビタミンC補給	
	緩下	
■適応	ビタミンC消耗時の補給	
	インフルエンザなどの予防	
	便秘	

　ローズヒップは天然のビタミンCをレモンの20〜40倍も含んでいます。外観がラグビーボールに似たところから「ビタミンCの爆弾」と呼ばれます。このため感染症や炎症などビタミンCの消耗時に用いられます。

　一緒に含まれるフラボノイドはビタミンCの働きを増強するとともに、緩下作用によって便秘を改善し、美容に役立ちます。

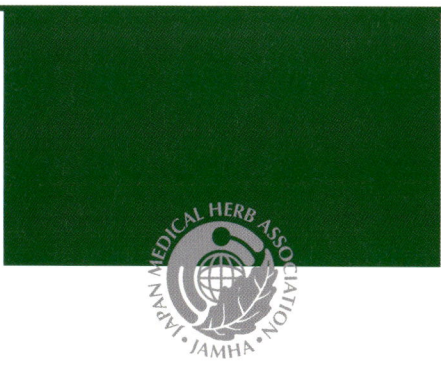

LESSON 3

メディカルハーブの機能と仕組み
FANCTION AND MECHANISM OF MEDICAL HERB

ハーブにはどういう成分が含まれていて
私たちの体にどう働くのでしょうか？
このLESSON 3では、メディカルハーブの
さまざまな成分と作用についての知識を学んでいきます

メディカルハーブに含まれている成分
Compositions included in medical herb

ハーブティーを飲む、入浴にハーブを使うなど、
私たちが心身のケアのためにハーブを利用するのは、
ハーブに含まれている機能成分を使うためです。
自然の生物である植物の体には、非常に多くの物質が含まれています。
その中で、メディカルハーブの機能成分は一体どんな存在なのでしょうか。

植物化学成分

　植物は空気中の二酸化炭素と根から吸い上げた水を、太陽の光で反応させてブドウ糖を作ります。これが光合成です。ブドウ糖から炭水化物、脂質、アミノ酸、タンパク質など植物が生きていくために必要な物質が生み出されますが、その過程で、いろいろな化学物質も同時に合成されます。植物化学（フィトケミカル）成分と呼ばれるそれらの化学物質が、メディカルハーブの機能成分です。

●機能成分のグループ

　植物化学成分の種類は1種類の植物だけでも数百という単位におよびます。私たちはとても多くの化学成分を体内に取り入れて利用しているのです。
　LESSON 2のハーブのプロフィールには、各ハーブの主要成分が列記されています。その中に「フラボノイド（アピゲニン、ルテオリン）」などとあるのは、多種類の化学物質を分子構造や化学的性格などによってグループ分けしたもので、グループによってそれを含むハーブの作用の大まかな見当がつけられます。たとえば「苦味質」というグループには健胃・強肝の作用があるので、あるハーブの主要成分に苦味質があれば、そのハーブは胃や肝臓に働きかけるというようなことです。
　機能成分のグループには、苦味質のほかにアルカロイド、フラボノイド、タンニン、粘液質、精油、ビタミン、ミネラルなどがあります。このうち、ミネラルのグループだけは植物が作り出したものではなく、根から吸い上げられた地中の成分ですが、ハーブの機能成分であることに間違いはありません。

●多様な作用

　含まれている機能成分のグループとハーブのもつ作用の関係は、あくまでも大まかな見当が

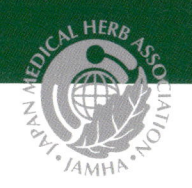

つくだけで、すべてがわかるわけではありません。その理由のひとつは、何種類もの作用をもたらすグループがあるからです。

植物の色素成分のグループであるフラボノイドがその好例で、鎮静、発汗、利尿、抗アレルギーなど多くの作用をもっています。同じフラボノイドでも個々の物質によって作用の強弱があるので、どんなフラボノイドを含んでいるかでハーブの主要な作用も一定ではなくなります。

また、同グループなのにまったく違う作用をもつ化学物質もあります。たとえば、マテに含まれるカフェインとパッションフラワーのハルマンという物質はどちらもアルカロイドのグループですが、前者は興奮作用、後者は精神安定作用を示します。

さらに、機能成分には水に溶けやすい（水溶性）成分と油に溶けやすい（脂溶性）成分があり、ハーブの利用方法によっては一方の成分の作用だけが現れることもあります。

私たちが、多種類のハーブをさまざまな方法で利用するのは、こういう多様な作用を効率よく引き出して使い分けるためです。

●植物は自分の体を守る

植物が化学物質をつくり出すのは、もちろん人のためではなく、自らの生存のためです。

機能成分グループの例にあげた健胃作用のある「苦味質」は、植物にとっては害虫を遠ざけるために作っている物質です。アルカロイドも同じで、精油の中にも防虫作用をもつものがあります。

花に含まれている色素成分の多くは、その植物にとって役に立つ昆虫を引き寄せる一方で、有害な紫外線から植物を守る役目も果たしています。また、タンニンという物質にはタンパク質を固める性質があり、樹皮などにつけられた傷はこのタンニンによって修復されます。

このように、植物が自分の体を守ったりケアしたりするために作り出した化学物資の中から、人に合うものを選び出して使わせてもらっているのが、メディカルハーブなのです。

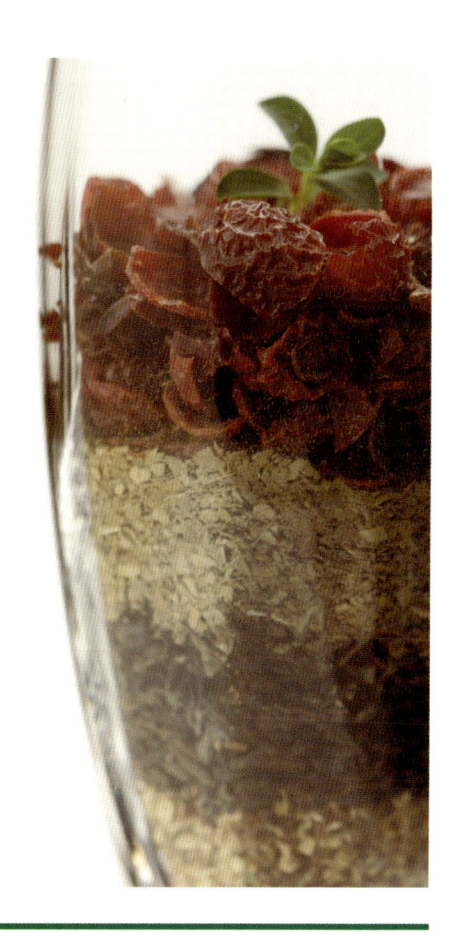

機能はどのように発揮されるのか
How do medical herbs show their effect?

作用がはっきりわかっている少数の成分だけを組み合わせて使う医薬品に対して、
メディカルハーブは1種類でも数え切れないほどの機能成分を含み、
それぞれの成分が特徴的な作用をもっています。
私たちの体内に取り入れられたときの作用の出方が
医薬品とはどう違うのかをみてみましょう。

成分が相乗効果を発揮する

　作用の現れ方でまずあげられる大きな特徴は、複数の成分が相乗効果を発揮することです。これには別々の成分が同じ作用をもっていて機能が増すという形、ひとつの成分の作用を別の成分が補助するという形があります。

　たとえば、エルダーフラワーのすぐれた利尿作用には、エルダーフラワーの機能成分であるフラボノイドの利尿作用とカリウムの利尿作用が相乗的に働いています。

　一方、ビタミンCの補給でよく使うローズヒップの場合は、一緒に含まれているクエン酸などが体内でのビタミンCの利用効率を高めるため、単にビタミンCの錠剤を使うよりも有用性が高くなります。これなどは、ある成分の作用を別の成分が補助するパターンの典型です。

多方向に作用する

　1種類のハーブで心身の両方に同時に働きかけることができるというのも、医薬品にはみられない特徴です。ジャーマンカモミールは多くの作用をもつハーブの代表格で、いろいろな症状に使いますが、胃のケアに利用するときは、痛んだ胃の修復とストレス解消の両方に期待します。胃の壁に直接働く消炎作用をもつ成分と、芳香成分に気分をリラックスさせる作用があるからです。

　同じことを医薬品でやろうとすれば、最低でも2種類の薬が必要です。メディカルハーブならハーブティーの香りを楽しみながら飲めばいいのです。

●矛盾する作用があって当然？

　メディカルハーブの使い方では、たびたび同じハーブを正反対の症状に用いる場合があり

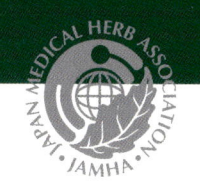

ます。医薬品ではあまりないことですが、ハーブに含まれる多様な成分と作用の現れ方を考えると、しごく当然といえます。

　メディカルハーブの機能は「調子を整える」という形で発揮されるので、調子が悪くなった結果としての症状にはとらわれないケースが少なくありません。仮に肌の調子を整えるという作用にすぐれているのなら、乾燥肌と脂性肌の両方に使えて何の不思議もないのです。また、腸の調子を整える作用があれば、便秘と下痢の両方に使えます。

　メディカルハーブの作用の現れ方はとても多様で、使う人それぞれの心身の状態によって変化するといっても過言ではないのです。

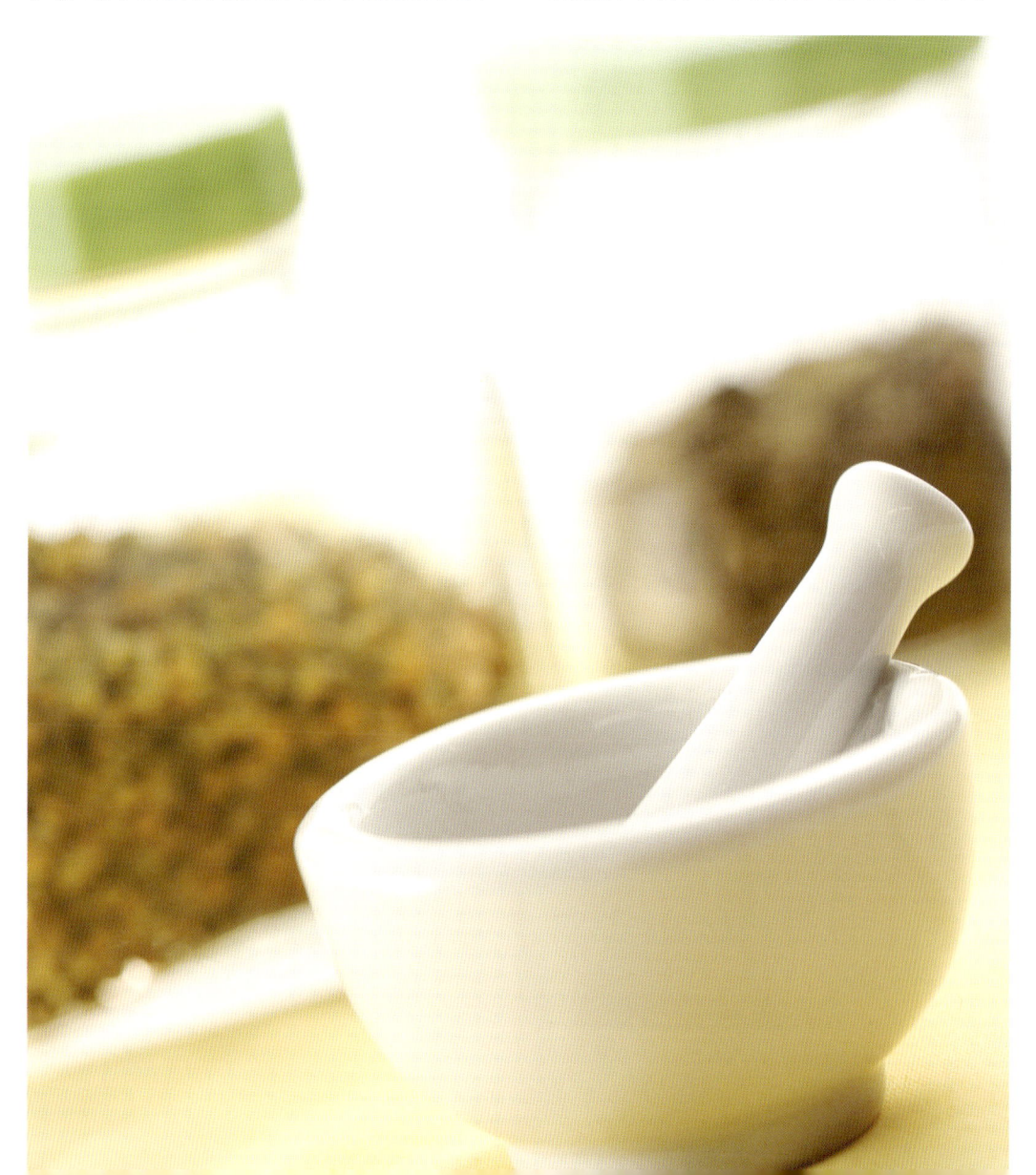

メディカルハーブの主な作用
The main actions of medical herb

メディカルハーブの機能成分がもたらす作用はとても多く、
作用の現れ方も複雑で多様です。
その多様性こそが魅力の源ですが、
賢く利用するためにはどんな作用があるのか、
その種類と働きの概略を知っておく必要があります。

5つの代表的な働き

多くの作用は、次の5つの機能に分けることができます。

抗酸化作用

私たちの細胞の酸化（老化）を抑える作用。光合成を行う植物は紫外線によって起こる酸化を防ぐために抗酸化物質を作るので、植物化学成分の多くにこの作用があります。

生体防御機能調節作用

私たちの体には、自律神経系、内分泌系、免疫系という3つの系統を働かせて、心身の状態をバランスよく保とうとする機能があります。この機能を調節する作用のことで、免疫賦活作用、神経への鎮静作用、ホルモン分泌調節作用などがあります。

抗菌・抗ウイルス作用

植物が病原菌などから自らを守るために作り出した物質の機能を、そのまま人に応用します。

薬理作用

薬と同じような作用で、消炎作用、鎮痛作用、鎮痙作用などがあります。この作用を発揮する植物化学成分は、医薬品にも応用されています。

栄養素の補給

ビタミン、ミネラル、食物繊維などを供給する働き。ほかの作用とは少し意味合いが異なり、作用という名称はつけられませんが、非常に重要な機能です。

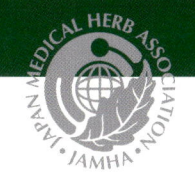

メディカルハーブの作用名とその意味

作用名	意味
■緩下（かんげ）作用	便通を促す
■緩和（かんわ）作用	緊張を和らげる
■強肝（きょうかん）作用	肝臓の機能を高める
■強壮（きょうそう）作用	体を活性化させる
■駆風（くふう）作用	腸内のガスを排出する
■健胃（けんい）作用	胃の働きを高める
■抗うつ（こう）作用	気分を明るくし、抑うつを軽くする
■抗菌・抗ウイルス（こうきん・こう）作用	細菌やウイルスの繁殖を抑える
■抗酸化（こうさんか）作用	細胞の老化を抑える
■興奮（こうふん）作用	精神を高揚させる
■催乳（さいにゅう）作用	母乳の出を良くする
■収れん（しゅう）作用	皮膚を引き締める
■消炎（しょうえん）作用	炎症を抑える
■消化機能促進（しょうかきのうそくしん）作用	胃腸の働きを高める
■浄血（じょうけつ）作用	血液をきれいにする
■創傷治癒（そうしょうちゆ）作用	傷の治りを早める
■代謝促進（たいしゃそくしん）作用	新陳代謝を活性化する
■鎮痙（ちんけい）作用	筋肉の緊張を和らげる
■鎮静（ちんせい）作用	神経系を鎮めてリラックスさせる
■鎮痛（ちんつう）作用	痛みを軽くする
■粘膜保護（ねんまくほご）作用	粘膜を保護する
■発汗（はっかん）作用	汗を出す
■ホルモン調節（ちょうせつ）作用	ホルモンの分泌を調節する
■免疫賦活（めんえきふかつ）作用	免疫機能を高める
■利胆（りたん）作用	胆のうの働きを高める
■利尿（りにょう）作用	尿の出を良くする

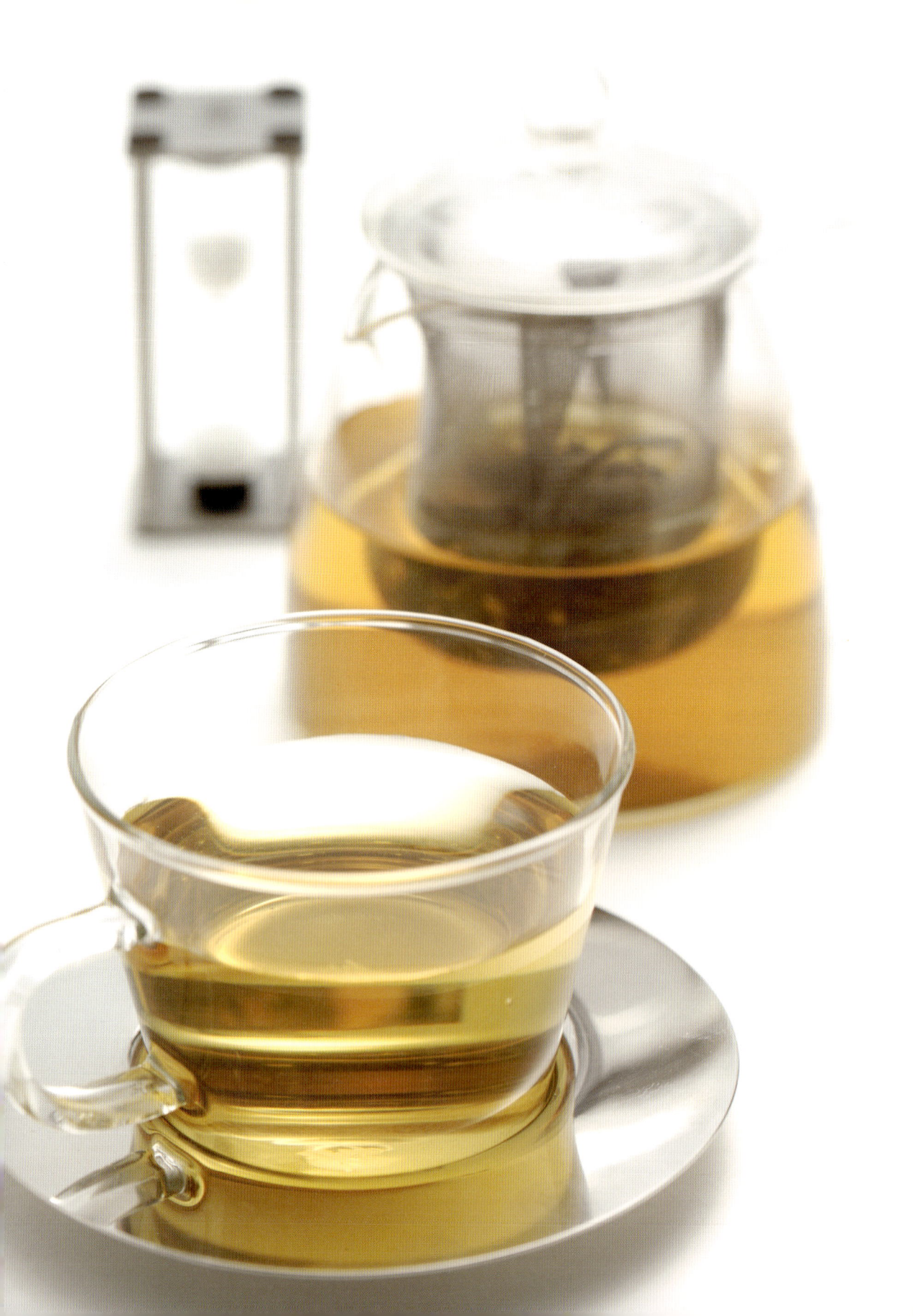

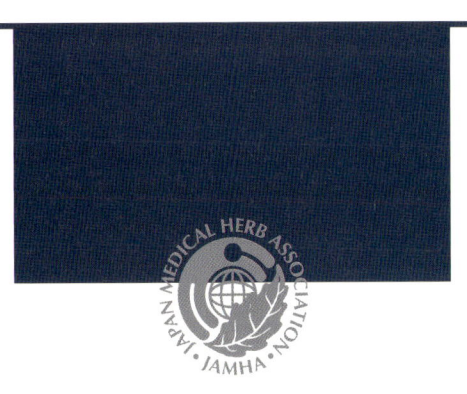

LESSON 4
メディカルハーブを使う
HOW TO USE MEDICAL HERB

メディカルハーブから**機能**成分を取り出して利用するために
いろいろな形に加工することを製剤といい
加工した形を**剤形**といいます
この章では、主な剤形とその製剤方法を学びましょう

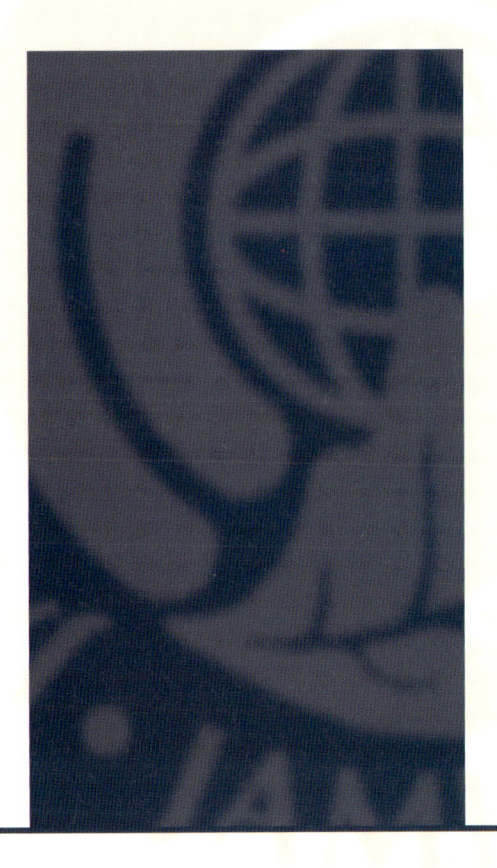

ハーブを利用するためのさまざまな方法
Select the method

ハーブには何種類もの製剤の方法があります。
これは、最も有用な形（剤形〈ざいけい〉）が目的によって違うことに加えて、
ハーブに含まれている成分が水溶性と脂溶性に大きく分けられるためです。
たとえばハーブティーだと水溶性の成分が得られます。
チンキと浸出油は、脂溶性の成分が得られます。
利用したい植物化学成分の性質に合わせた方法の選択も必要です。

ハーブティー

ハーブに含まれている有効成分の中から、水溶性の成分を取り出す方法には、熱いお湯を使う方法（ハーブティー）と水出しハーブティーがあります。お湯を使うものを「温浸剤」、水で抽出するものを「冷浸剤」といいます。どちらも飲用が主な利用方法になるので、機能成分が体内に吸収されやすいのが大きな特徴です。とくにビタミンやミネラルなど栄養素の摂取にはとても適した方法です。

また、口内炎、咽頭炎や胃炎など消化器に炎症があるような場合は、炎症部位に機能成分を直接作用させられるという利点もあります。さらに、ハーブティーから立ち上る香りには、アロマセラピーと同じような働きがあります。

！ ここに注意しましょう

● **ハーブは使う分だけつぶす**
ハーブはハーブティーを作る直前に使う分だけを細かくします。細かくした状態での保管は品質の劣化を早めることがあります。

● **1日3〜4回に分けて飲む**
ハーブティーに含まれる植物化学成分は水溶性なので、体内で吸収されたあと約6時間後に排出されます。したがって、一度に何杯も飲むより、1回は1杯にして、時間をあけて1日に3〜4回飲むほうが有効です。

● **「水出し」は雑菌に注意**
常温で長い時間かけて抽出するので、雑菌が入らないよう注意が必要です。使用する容器は事前に熱湯消毒しておくといいでしょう。

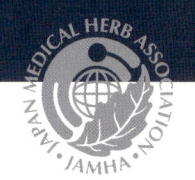

🌿 ハーブティー

ティーポットにハーブを入れ、熱湯を注いで抽出します。お湯に触れる面積を大きくして効率よく抽出するためにはハーブを細かくし、必ず熱湯を使いましょう。

【必要な用具】
・ティーポットを使用する方法
ティーポット、500ml以上の目盛りのある片手鍋(やかんやポットでもよい)、茶こし、ティーカップ

・鍋を使用する方法
500ml以上の目盛りのあるフタ付き片手鍋、茶こし、ティーカップ

> 目盛りのある鍋を使用しない場合は計量カップなどを使用してください。

ティーポットを使用する方法
＊作り方＊

❶ ティーポットに細かくしたハーブを規定量入れます。

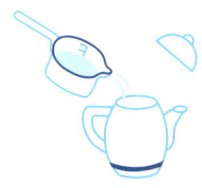

❷ 規定量の熱湯を注ぎ、フタをして(花や葉は3分間、種子や根は5分間)抽出します。

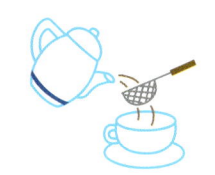

❸ 茶こしを使ってカップに注ぎます。

鍋を使用する方法
＊作り方＊

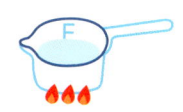

❶ 鍋に規定量の水を入れ、火にかけ沸騰させます。

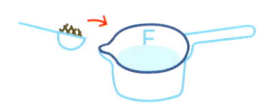

❷ 火を止めてから、細かくしたハーブを規定量入れます。

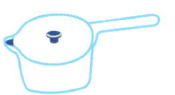

❸ フタをして(花や葉は3分間、種子や根は5分間)抽出します。

❹ 茶こしを使ってカップに注ぎます。

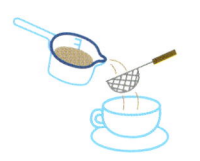

🌿 水出しハーブティー

「水出し」という方法で、常温の水で長時間かけて抽出します。時間がかかりますが、お湯を使用しないため高温で抽出する成分(カフェイン、タンニンなど)の溶け出しが抑えられます。

【必要な用具】
ビーカー(計量カップでもよい)、フタ付きガラス容器、茶こし、ティーカップ

＊作り方＊

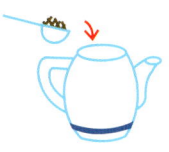

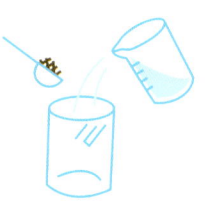

❶ ガラス容器などに細かくしたハーブと常温の水を規定量入れます。

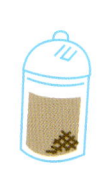

❷ 容器にフタをして常温で6時間抽出します。

❸ 茶こしを使ってカップに注ぎます。

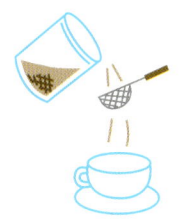

ハーバルバス

これもハーブの水溶性成分を利用するための剤形で、布の袋やティーパックにハーブを詰めて直接浴槽のお湯に入れる方法と、別に温浸剤を作ってお湯に混ぜる方法があります。

基本的には昔からある薬草湯や温泉と同じで、お湯につかることで毛穴が開き、血液の循環も良くなるのでハーブの成分が体内へ吸収されやすくなります。使用するハーブの種類によっては、保湿や美肌といったスキンケア効果も期待でき、自然に湯気を吸い込むので蒸気吸入の働きもあります。

また、疲労回復など入浴自体の温熱効果をハーブの成分がさらに高めるというメリットもあります。

ここに注意しましょう

入浴には熱いお湯にサッと入って体を活性化させる方法もありますが、ハーバルバスの場合は、ハーブの機能成分を体内に浸透させるのが目的のひとつなので、ゆっくり時間をかけて入浴します。温度も、ややぬるめの設定（38〜40℃）にします。
部分浴の湯温はもう少し高くします。

全身浴

浴槽のお湯にハーブを入れて、肩までゆったりつかる方法。全身の疲労回復やスキンケアなどハーバルバスのメリットを、最大限に活用することができます。

【必要な用具】
木綿の袋もしくはティーパック
※ハーブの量の目安は家庭用の浴槽なら、20g。

作り方＆方法

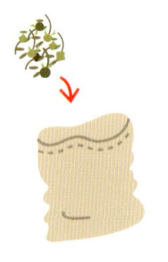

❶ 細かくしたハーブを木綿の袋かティーパックに入れます（または、熱湯を注いで10分間以上抽出して濃いめのハーブティーを作ります）。

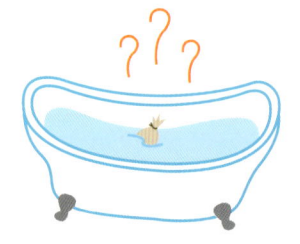

❷ 浴槽のお湯に袋かティーパック（またはハーブティーをこしたもの）を入れてから、入浴します。

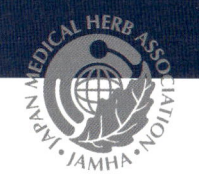

🌿 半身浴

浴槽にはったお湯（少なめ）にハーブを入れて、みぞおちあたりまでつかる方法。全身浴と比較すると心臓など体への負担が軽いので、長時間入浴するのに適しています。

※気温が低い季節は外に出ている部分を冷やさないように、肩にバスタオルなどをはおって入ります。

【必要な用具】
木綿の袋もしくはティーパック

※ハーブの量の目安は家庭用の浴槽なら、20g。

＊作り方＆方法＊

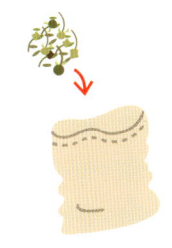

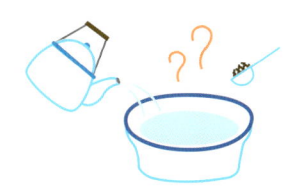

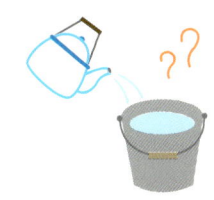

❶ 細かくしたハーブを木綿の袋かティーパックに入れます（または、熱湯を注いで10分間以上抽出し、濃いめのハーブティーを作ります）。

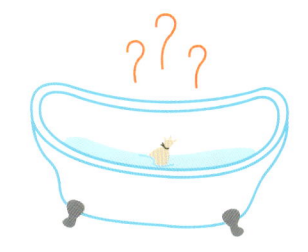

❷ 浴槽のお湯に袋かティーパック（またはハーブティーをこしたもの）を入れてから、入浴します。

🌿 部分浴

ハーブを入れたお湯に手や足だけをつける方法。手足の冷えや疲れ、足のむくみなど部分的に働きかけるだけでなく、全身の血流が良くなるので疲労回復や冷え性の改善に役立ちます。とくに足浴は効果が大きく、お風呂に入れないときのケアに適しています。

ハーブが肌に触れ、気になるという方はざるなどでこしてから部分浴してください。

【必要な用具】
・手浴法
洗面器、やかん（鍋やポットでもよい）
・足浴法
バケツ、やかん（鍋やポットでもよい）

手浴法
＊作り方＆方法＊

❶ 洗面器に規定量のハーブを入れ、熱湯を注ぎ、5分間以上抽出します。

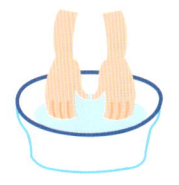

❷ 水でお湯を適温に調節し、両手首から先をひたします。
※冷めてきたらお湯を注ぎ足します。

足浴法
＊作り方＆方法＊

❶ 両足が入るバケツに規定量のハーブを入れ、熱湯を注ぎ、5分間以上抽出します。

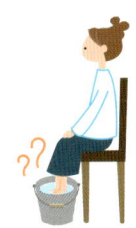

❷ 水でお湯を適温に調節し、いすに座ってくるぶしの少し上あたりまでひたします。
※冷めてきたらお湯を注ぎ足します。

蒸気吸入

ハーブには精油など揮発性の成分も含まれています。そういう成分を熱湯で揮発させ蒸気とともに吸い込むのが蒸気吸入です。鼻やのどの粘膜に機能成分を直接作用させることができるほか、蒸気の温熱による血流促進効果や保湿効果も期待でき、鼻やのど、気管などのトラブル軽減に役立ちます。蒸気吸入は濃縮した精油を用いるアロマセラピーでもよく行われる方法ですが、メディカルハーブを使用すると、作用が穏やかで刺激が少ないため、小さな子どもや高齢者のケアにも使えるというメリットがあります。

【必要な用具】
洗面器、片手鍋（ポットややかんでもよい）、バスタオル

✳作り方＆方法✳

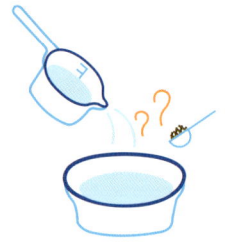

❶ 洗面器に規定量のハーブを入れ、熱湯を注ぎます。

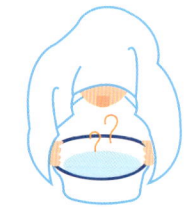

❷ 蒸気を逃がさないように頭からバスタオルをかぶり、深呼吸するように湯気を鼻と口から大きく吸い込みます。

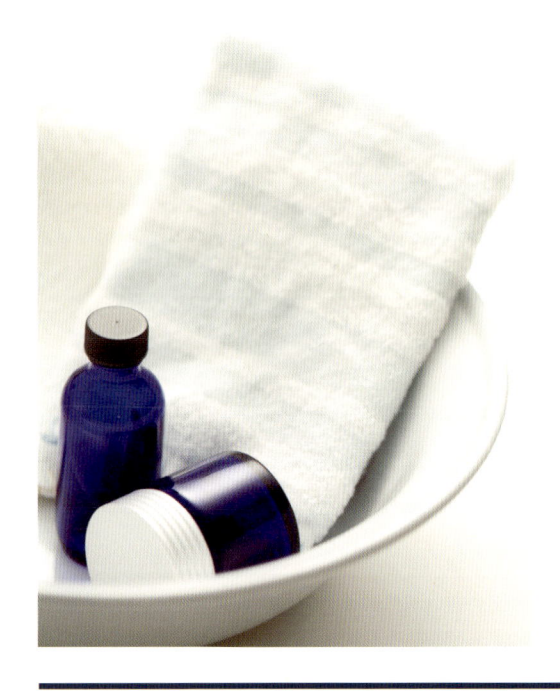

ここに注意しましょう

揮発性の成分が目の粘膜を刺激するおそれがあるので、蒸気吸入中とフェイシャルスチーム中は必ず目を閉じておきます。お湯の温度が高いので、顔を近づけすぎないよう注意することも大切です。

また、肌質にもよりますが、フェイシャルスチームは週2回が限度で、それ以上は肌にとって逆効果になる場合もあります。

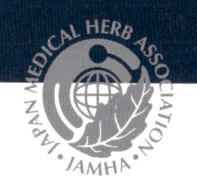

フェイシャルスチーム

　ハーブの揮発成分と蒸気の働きを利用するのは蒸気吸入と同じですが、フェイシャルスチームでは皮膚に潤いを与える、引き締めるなどのスキンケアが目的になります。

　また、芳香浴と同じように揮発性の香りの成分が脳に作用して、内部から体の調子を整える効果も期待できます。

　フェイシャルスチームを行ったあとは、ぬるま湯でさっと顔をすすぎます。その後、冷水で洗って肌を引き締め、普段のスキンケアを行いましょう。

【必要な用具】
洗面器、鍋（ポットややかんでもよい）

＊作り方 & 方法＊

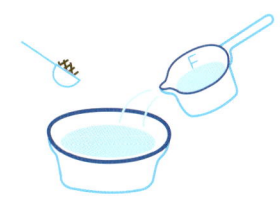

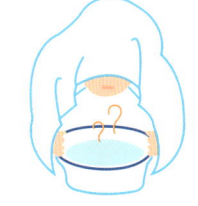

❶ しっかり洗顔してから、洗面器に規定量のハーブを入れ、熱湯を注ぎます。

❷ 蒸気を逃がさないようにバスタオルをかぶり、顔を洗面器にふせて湯気を10分間顔全体に当てます。ただし、肌が敏感な人は5分間でやめましょう。

芳香浴

　芳香浴は、ハーブの香りを部屋にいきわたらせて楽しむ方法です。目的は精油を香らせるアロマセラピーの芳香浴とまったく同じで、揮発性のハーブの芳香成分が嗅覚から脳に働きかけることで発揮される精神的な作用や、自律神経系を調節する作用に期待します。蒸気が空気中に拡散するので、部屋の乾燥を防ぐ、抗菌作用をもつハーブなら室内を除菌するといった働きもあります。

【必要な用具】
ボウル（1〜2ℓくらい入る大きさ）、やかん（鍋やポットでもよい）

＊作り方 & 方法＊

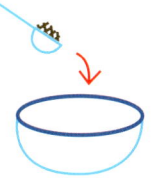

❶ ボウルなど適当な容器に規定量のハーブを入れ、部屋の中でじゃまにならない場所に置きます。

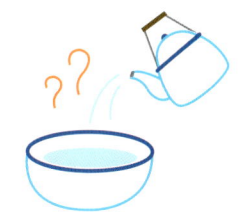

❷ 容器に熱湯を注ぎ、湯気を立たせます。

湿布

ハーブに含まれる水溶性の植物化学成分を利用する方法で、ガーゼなどの布に浸剤を含ませて体に直接当てます。温かい浸剤を使う温湿布と浸剤を冷やして使う冷湿布がありますが、「成分が皮膚から体内に浸透して作用する」「成分が皮膚に直接作用する」というハーブ利用の目的は同じです。

筋肉痛やこり、ねんざ、軽度のやけどの炎症のほか、皮膚に直接働きかけることから美容目的で使うこともあります。

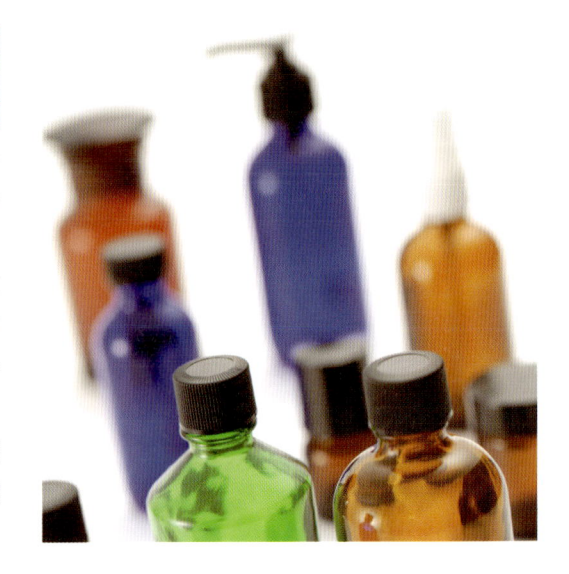

温湿布

抽出した浸剤が冷めないうちに布を浸して患部に当てる方法。患部を温める効果があるので、筋肉痛や肩こりといった血液の循環を良くしたい症状や、慢性的な症状、炎症に適しています。

【必要な用具】
目盛りのあるフタ付き鍋、ざる、洗面器、ガーゼ

＊作り方＆方法＊

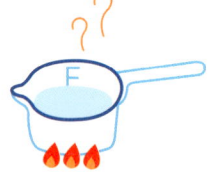

❶ 鍋に規定量の水を入れ、沸騰させます。

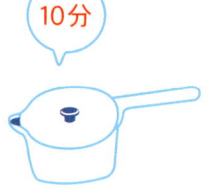

❷ 火を止めてから、細かくしたハーブを規定量入れます。フタをして10分間抽出します。

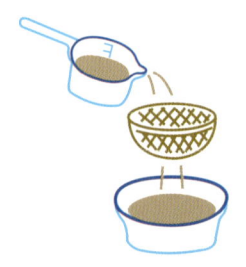

❸ ざるを使ってこし、洗面器などに移します。

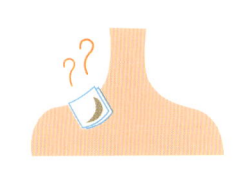

❹ 液が冷めないうちにガーゼなど適当な布を浸し、軽く絞って患部に当てます。

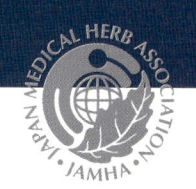

冷湿布

温浸剤（または冷浸剤）を冷やしてから湿布する方法。ねんざや打撲の直後、軽いやけどなど患部を冷やしたい急性症状に適しています。

【必要な用具】
目盛りのあるフタ付き鍋、ざる、ボウル、ガーゼ

＊作り方＆方法＊

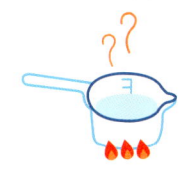

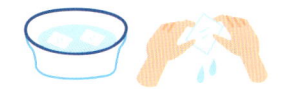

❶ 鍋に規定量の水を入れ、沸騰させます。

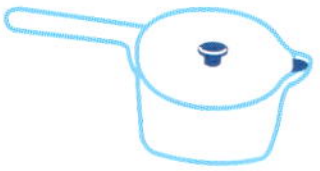

❷ 火を止めてから、細かくしたハーブを規定量入れます。フタをして湯が冷めるまで抽出します。

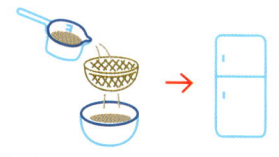

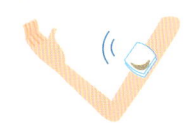

❸ ざるを使ってこし、ボウルなどに入れ、冷蔵庫で冷やします。

❹ ガーゼなどを浸して軽く絞り、患部に当てます。布が冷たくなくなったら取り替えて、湿布を数回繰り返します。

アイマスクは疲れ目、充血などのケアに有用です。また、フェイシャルマスクとして活用したい場合は、フェイシャルマスクシートに浸剤をしみ込ませてマスクします。日焼けのケアなら冷湿布、肌が乾燥しているときには温湿布が適しています。行う前には必ず洗顔をしておきましょう。

【必要な用具】
・アイマスク
洗面器またはボウル、カット綿
・フェイシャルマスク
目盛りのある鍋、カップ、茶こし、フェイシャルマスクシート

アイマスク
＊作り方＆方法＊

❶ 冷湿布の手順で冷やした抽出液にカット綿を浸して軽く絞ります。

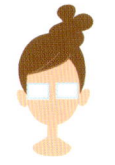

❷ 目を閉じてまぶたにカット綿をのせます。

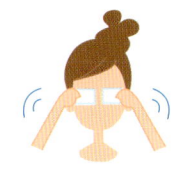

❸ カット綿の上から指で軽く圧迫します。

フェイシャルマスク
＊作り方＆方法＊

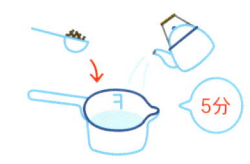

❶ 規定量のハーブを細かくして鍋に入れ、熱湯を注ぎ、5分間抽出します。

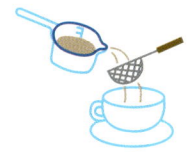

❷ 茶こしを使ってカップに注ぎます。

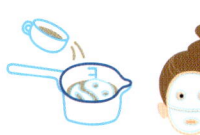

❸ 浸剤を鍋に戻し、冷めてからフェイシャルマスクシートに含ませます。軽く絞り、10分間マスクします。

チンキ

　ハーブの植物化学成分をアルコールで抽出する方法。水溶性と脂溶性両方の成分を取り出せるのが特徴ですが、このほかにもアルコールを使うことで成分の体内への吸収が早い、長期間（約1年間）保存できるなどの利点があります。また、同じチンキを目的に応じて内用と外用に利用できるのも大きな利点です。

！ ここに注意しましょう

　チンキは長期間保存するものですから、漬け込み用のガラスビンや保存用のビンは雑菌が入らないよう必ず煮沸消毒します。
　光や酸化による成分の変化を防ぐために、保存には遮光性のガラスビンを使い、しっかり密閉して冷暗所に置きましょう。
　また、保存中は子どもや高齢者が誤って飲まないよう注意し、内服時も子どもや高齢者のほかアルコールを避けなければならない人には、熱湯でアルコール分を揮発させてから使用します。

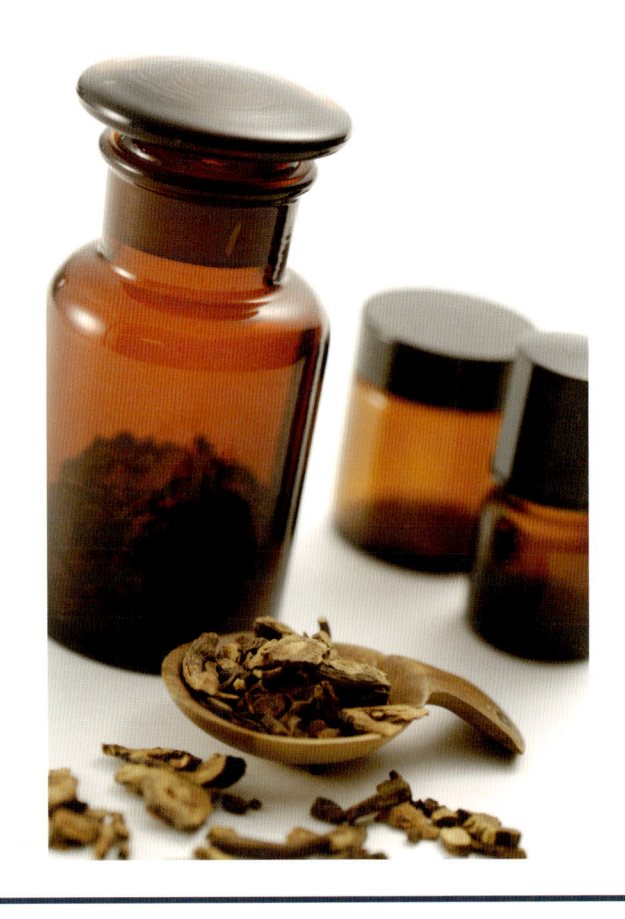

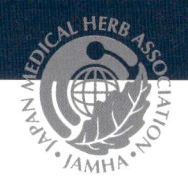

🌱 内用チンキ

　少量のチンキを湯やハーブティーで薄めて内服する方法。成分がよく吸収されるほか、アルコールの作用で体が温まります。

【必要な用具】
フタ付きガラス製の広口ビン、茶こしもしくはガーゼ、保存容器（フタ付き遮光ビンがベスト）、ティーカップ

＊作り方＆方法＊

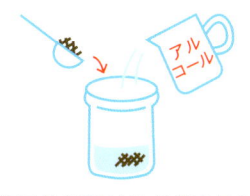

❶ ガラス製の広口ビンに規定量のハーブを入れ、ハーブが完全に浸る量のアルコールを注ぎます。

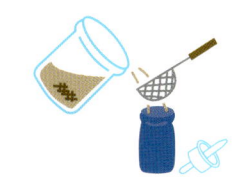

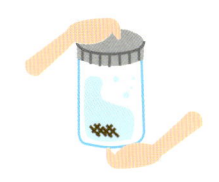

❷ ビンのフタを確実に締めて、1日に1回ビンを振って中身を混ぜながら、2週間漬け込みます。

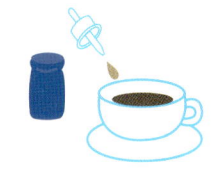

❸ 茶こしまたはガーゼを使ってこし、保存容器に入れます。
　※保存する場合は冷暗所に置きます。

❹ チンキ数滴をカップ1/2杯程度の湯またはハーブティーにたらして内服します。

🌱 外用チンキ

　チンキを水で薄め、鎮痛や消毒などの目的で患部に塗る方法。アルコールを使っているので消毒にはとくに有効です。皮膚に直接つけるほか、布にしみ込ませて湿布にする使い方もあり、ローションなど美容目的に利用することもできます。

【必要な用具】
洗面器、布もしくはタオル（湿布の場合のみ）

＊作り方＆方法＊

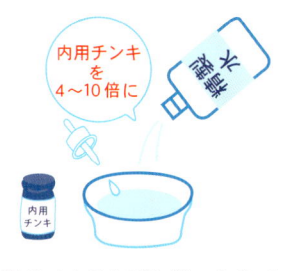

❶ 内用チンキと同じ手順で作ったチンキを、精製水で4～10倍（用途によって濃度が異なる）に薄めます。
　※美容用に使う場合は、これに植物性グリセリンを加えることもあります。

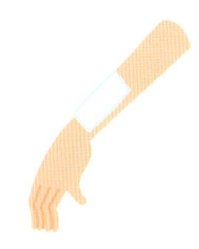

❷ 患部に塗布、または湿布します。
　※希釈したチンキは冷暗所に保存し、1週間程度で使い切るようにしましょう。

浸出油

植物油を使って精油やカロテノイド、ビタミンEなどハーブの脂溶性成分を抽出する方法。主に外用で利用し、スキンケアや軽度のやけど、傷などのケアで直接皮膚に塗布するほか、マッサージ用のオイルにも使い、ミツロウと混ぜて軟膏にもできます。

スキンケアやマッサージオイルの場合は、植物油自体に含まれている成分との相乗効果が期待できます。チンキほどではありませんが、長期間（約3カ月）保存できるという利点もあります。

ここに注意しましょう

浸出油では植物油の酸化にとくに注意が必要で、その防止策として使用する植物油に約10％の小麦胚芽油を加えることがよくあります。保存では完全に密閉できる遮光ガラスビンを使うことも忘れないようにしましょう。

また、酸化とは違いますが、漬け込みビンの中のハーブが完全に油にひたっていることも重要な点で、十分に抽出できるだけでなく、空気に触れさせないことで、雑菌の繁殖防止になります。

温浸油

湯煎で植物油を加熱する方法（温浸法）で抽出。時間をかけずに簡単に抽出できるのが最大の利点です。

【必要な用具】
鍋（ボウルが入る大きさ）、ボウル、ガラス棒、茶こしまたはガーゼ、フタ付き遮光ビン

＊作り方＆方法＊

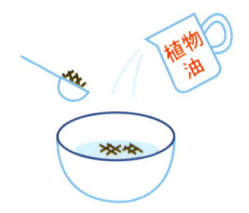

❶ 規定量のハーブを細かくしてボウルに入れ、ハーブが完全に浸る量の植物油を注ぎます。

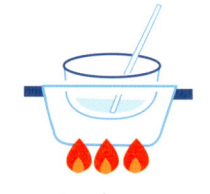

❷ 水を入れた鍋を火にかけ、沸騰させます。手順1のボウルをその湯につけて湯煎します。ガラス棒でときどき混ぜながら、30分間以上、湯煎します。

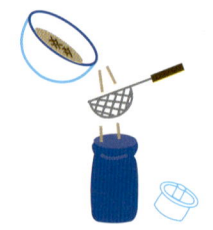

❸ 茶こしか、ガーゼを使ってこし、浸出油だけを保存用遮光ビンに移します。

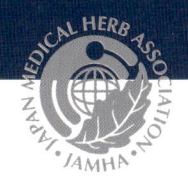

冷浸油

ハーブを植物油に常温で長時間漬け込む方法(冷浸法)で抽出。成分をより多く取り出すために、抽出中は温かい場所に置き、途中でハーブを新しいものに入れ替えることもあります。

【必要な用具】
フタ付き広口ガラスビン、ビーカー、フタ付き遮光ビン、ガーゼ

＊作り方＆方法＊

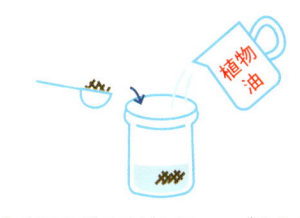

❶ 広口のガラスビンにハーブを入れ、ハーブが完全に浸る量の植物油を注ぎます。

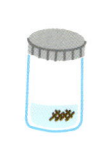

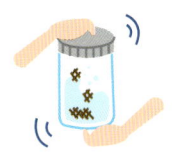

❷ ビンにしっかりフタをして、温かい場所に置き、1日1回ビンを振って中身を混ぜながら、2週間漬け込みます。

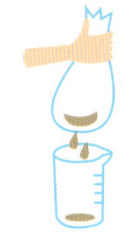

❸ ビンの中身をガーゼでこし、ビーカーに浸出油だけを移し、ガーゼに残ったハーブも絞ります。

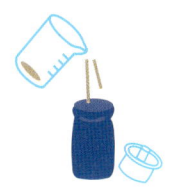

❹ ビーカーの浸出油を保存用遮光ビンに移します。
※約3カ月保存が可能です。

軟膏

ハーブの植物化学成分が溶けた浸出油とミツロウを混ぜて皮膚に塗りつける方法で、市販されている軟膏と同じ使い方をします。

チンキ、浸出油など皮膚に塗布する方法はほかにもありますが、成分を長い時間皮膚につけてゆっくり作用させられるのが、軟膏の利点です。また、皮膚を細菌の感染など外部の刺激から保護するという役目も果たします。

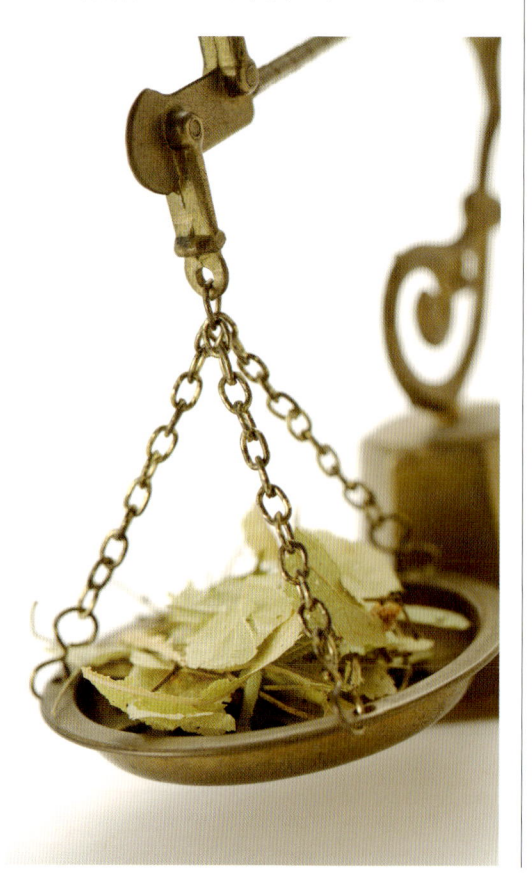

【必要な用具】
ビーカー、鍋、竹ベラ、フタ付き遮光ビン

＊作り方＆方法＊

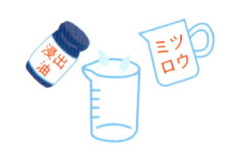

❶ 規定量の浸出油とミツロウを湯煎用のビーカーに入れます。

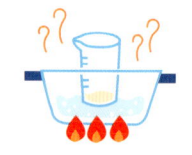

❷ 水を入れた鍋を火にかけ、沸騰させます。その湯につけて湯煎します。

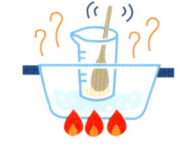

❸ 竹ベラでよく混ぜてミツロウを溶かします。

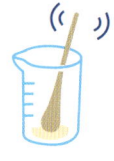

❹ ビーカーを鍋から引き上げ、さらに竹ベラでかき混ぜます。

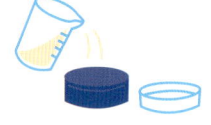

❺ 完全に固まってしまう前に、保存用の遮光容器に移します。

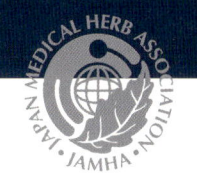

パウダー

ハーブをフードミルや乳鉢などで粉末にして利用する方法で、すべての植物化学成分を利用できるのが利点です。

パウダーを薬のようにそのまま飲む以外に、料理に振りかけて食べたり、パック剤にして使うこともあります。

> **ここに注意しましょう**
> ハーブパウダーはとても酸化しやすいので、作り置きせず、使用する直前に作りましょう。

🌿 パック剤

ハーブのパウダーとクレイ（粘土）を水で練り合わせて、フェイスパックなどに利用する方法。ハーブの成分に加えて、クレイの洗浄作用や収れん作用も活用します。

【必要な用具】
フードミル、乳鉢セット、茶こし

＊作り方 & 方法＊

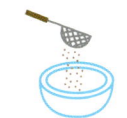

❶ フードミルで規定量のハーブを粉末にします。
❷ さらに茶こしを使ってふるっておきます。
❸ 規定量のクレイと合わせます。
❹ 精製水で練り合わせます（水の量で粘度を調整）。
❺ 顔面をパックします。パック剤が完全に乾く前にはがし、洗顔します。

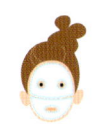

水を含ませたハーブパウダーで肌の古い角質をこすり取ります。

【必要な用具】
フードミル、茶こし

ゴマージュ

＊作り方 & 方法＊

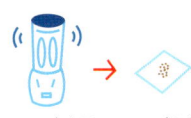

❶ フードミルで適量のハーブを粉末にします。
❷ さらに茶こしを使ってふるっておきます。
❸ ハーブを手にとり、水もしくはハーブティーを少し含ませ、よく練り合わせます。
❹ そのままひじなどの角質をこすります。

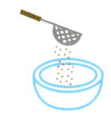

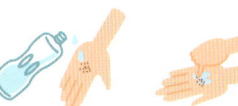

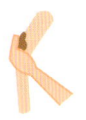

LESSON 4

ハーブ以外の材料
Materials other than herb

製剤ではハーブ以外に剤形に応じていろいろな材料を使います。
ここでは、それらハーブ以外の材料について
その種類と主な特徴を説明、
さらにどういう剤形に使われるかについても紹介します。
ハーブ活用に欠かせない基礎知識を深めましょう。

製剤に使う基剤

　ハーブティーを作る水、チンキのためのアルコール、軟膏のためのミツロウなど、ハーブ製剤で使用するハーブ以外の材料を基剤といいます。基剤の主な役割はハーブに含まれている機能成分を利用しやすい形で取り出したり、加工したりすることですが、基剤自体にも働きがあり、ハーブとの相乗効果を期待して使用する場合もあります。

　ハーブ製剤はハーブ利用の根幹ですから、目的に応じて適切に使い分けるための基剤の基礎知識はとても大切です。

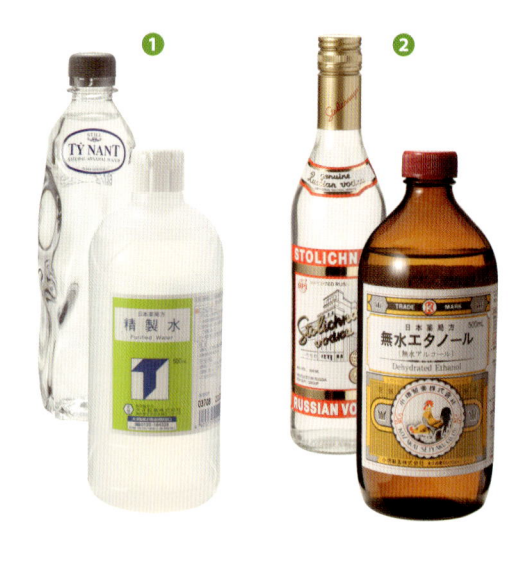

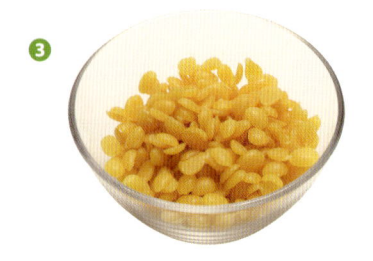

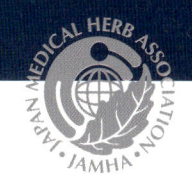

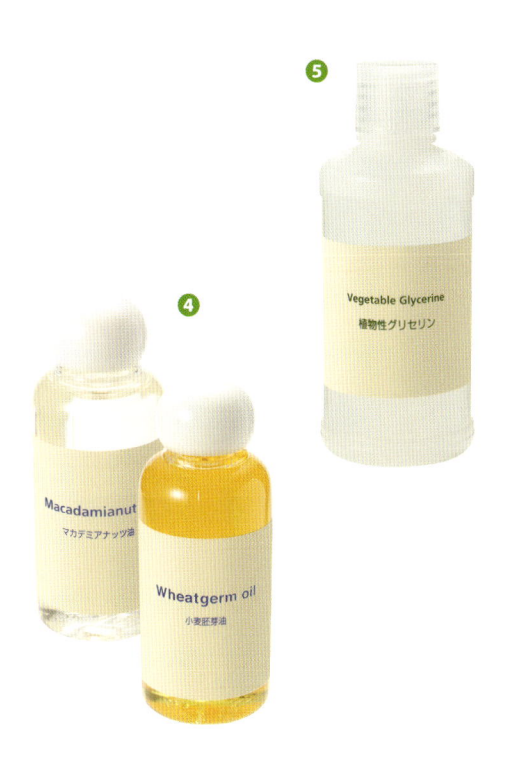

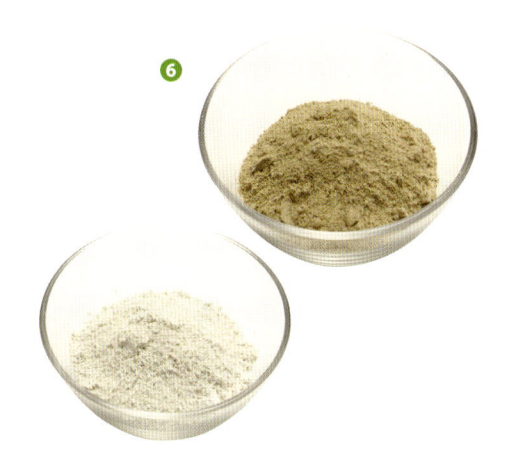

❶ 水
　水道水のほか、ミネラルウォーター、精製水（薬局で購入できる）、精油を蒸留するときにできる芳香蒸留水などがあります。沸騰させてから使用するハーブティー、湿布などには通常の水道水またはミネラルウォーターを使用、外用チンキの希釈、パック剤などには精製水が適しています。

❷ アルコール（エタノール、エチルアルコール）
　水溶性、脂溶性両方の成分を溶かし、主にチンキを作るときに使用します。また、消毒作用があるので、抗菌作用をもつハーブと相乗効果があります。エタノールには濃度によって消毒用エタノール（濃度76.8〜81.2％）、エタノール（濃度95.0〜95.5％）、無水エタノール（濃度99.5％以上）があります。なお、内用チンキでは度数の高いウオッカ（40度以上）を使用します。

❸ ミツロウ
　ミツバチが分泌するロウで、ビーワックスともいいます。浸出油と合わせて軟膏を作るときなどに使います。

❹ 植物油
　食用にもなる安全性の高い油で、浸出油に使用します。とくに種類は問いませんが、マッサージなどで肌に直接使うときは、肌にトラブルが出ないかどうかあらかじめパッチテストをすることがすすめられます。基剤としては、マカデミアナッツ油に酸化防止用の小麦胚芽油を10％混ぜたものをよく使います。

❺ グリセリン
　植物性、動物性の油から作られる無色、無臭の液体。保湿作用にすぐれていて、水とよく混ざるのでチンキで外用ローションを作るときなどに使います。

❻ クレイ
　シリカ（ケイ素）を含む鉱物で、カオリン、モンモリオナイトなどの種類があります。吸収作用、吸着作用、洗浄作用、収れん作用があり、パック剤に使用します。

LESSON 4

安全に使用するために
To use medical herb safely

ハーブの安全性は、他の植物療法と比較してもかなり高いのですが、
購入時や使用時のちょっとした不注意によっては、
思わぬトラブルを引き起こすこともあります。
安全に利用するための基本的な注意点を確認しておきましょう。

購入時の注意点

ハーブには非常に多くの種類があり、中には使用方法を誤ると大きなトラブルを引き起こすものもあります。また、購入したものを洗わずに使用するので、衛生面での注意も必要です。購入時に消費者が確認できることは限られていますが、安全性をチェックする目をもつことはとても大切です。

🌿 食品を選ぶ

このテキストで紹介している15種類のハーブ（LESSON 2）は、日本で食品に分類されているものばかりなので安全です。なお、雑貨扱いになっている場合は、着色料などの添加物、残留農薬など安全性の確認ができないため、ハーブとして使用できません。

🌿 色と香りでチェックする

ハーブにはそれぞれ独特の色や香りがあり、商品で確認できる色と香りの確かさと品質は比例します。

🌿 大量に買わない

家庭での保存を考慮すると、一度に大量に購入するのはよくありません。短期間で使い切る量をこまめに買うようにしましょう。

🌿 学名で購入する

似たような名称にもかかわらず、まったくの別種の植物で、使用する部位や目的、安全性のレベルが異なるというハーブがあります。誤って購入してしまうのを防ぐ確実な方法は学名を確認することです。学名で購入する習慣をつけましょう。

🌿 信頼できる店で購入する

あたりまえですが、最も大切なことです。信頼できる店との付き合いが、ハーブの知識を深めることにもつながります。逆にいくら手軽であっても、インターネットでの購入は勧められません。とくに、外国の商品を購入する場合は品質面でのチェックを慎重に行いましょう。

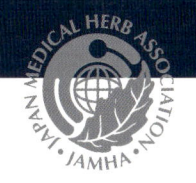

使用時の注意点

ハーブは穏やかな作用が大きな特徴ですから、使用上の特別な注意点はありませんが、以下の基本的なことがらは守りましょう。

🌿 使用部位だけを利用する

ハーブの成分と作用は「花部」「葉部」といった各ハーブの使用部位を正しく使った場合に限定されます。別の部位を使用すると、期待した作用が出ないだけでなく、まったく違う作用が出ることもあります。

🌿 器具の消毒は入念にする

ハーブ製剤には、ハーブと水だけを使用する剤形や熱を加えない剤形もあり、雑菌の繁殖に注意が必要です。ガラスビンなどの器具は十分に消毒したものを使用し、手洗いも入念に行いましょう。

🌿 ハーブティーはその日のうちに

ハーブ自体や製剤したチンキ、浸出油などの保存期間を守るのはいうまでもありませんが、ハーブティーも時間とともに成分が変化するので、作り置きは避けます。作ったその日のうちに飲み切りましょう。

🌿 小さな子ども、お年寄りは様子を見ながら

小さな子どもやお年寄りへのハーブの使用にとくに制限はありません。ただし、体質や体調の変化によってはなんらかの影響が出る場合もあり、小さな子どもやお年寄りはその変化が大きいので、様子を見ながら使用します。これは妊娠中の女性に対しても同じです。

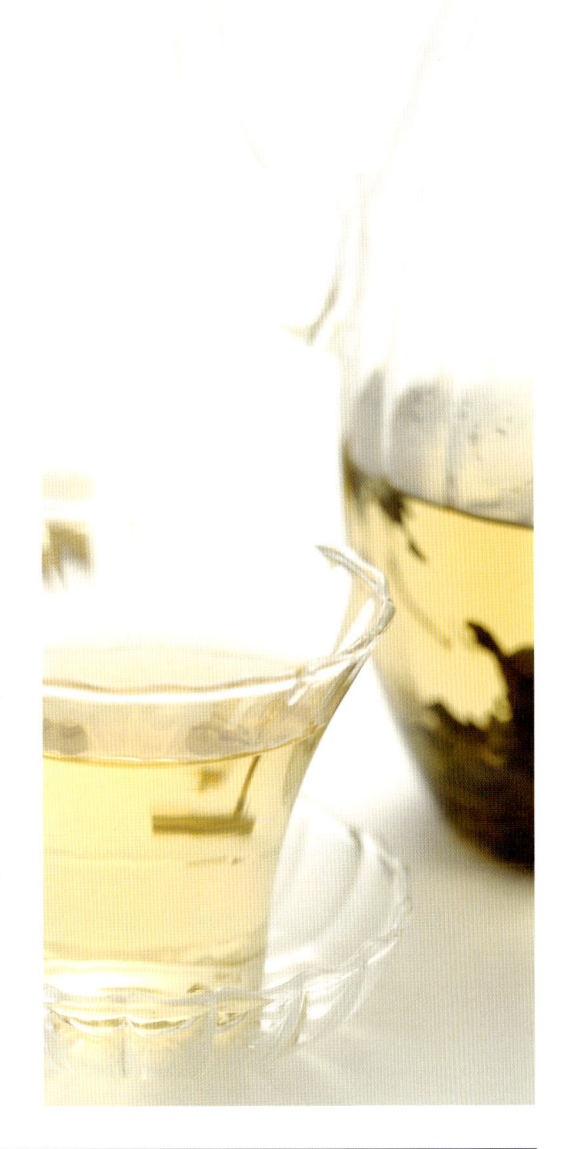

保存上の注意点

ハーブやその製剤は、空気と紫外線、高温多湿を嫌います。空気中の酸素によって酸化し、紫外線が色素成分を壊し、高温多湿がその進行を早めるからです。湿気はカビも繁殖させます。保存にはこれらを避ける「密封」「遮光」「冷暗」が条件になります。

🌿 ホウルで購入し、カットして使う

カットして空気に触れる面積が大きいほど酸化のスピードは速くなりますから、ホウル(丸ごとの状態)で購入して保存し、使うときに必要な分だけカットしましょう。

🌿 遮光ビンで冷暗所に保存する

保存容器はしっかりフタのできるガラス製の遮光ビン(褐色か青色のビン)を使用し、保存場所は日の当たらない涼しい場所を選びましょう。遮光ビンがない場合は透明のガラスビンでもかまいません。

🌿 ラベルを貼る

保存用のビンには、ハーブの名前、購入した年月日を記入したシールを貼ります。チンキなど製剤の場合も同じ(作った年月日を入れる)で、使用期限が一目でわかります。

Memo

ハーブの安全性と医薬品との相互作用

ハーブの中には、含まれている成分によって特定の医薬品との併用が制限されていたり、特定の体質や体調によって使用制限されるものがあります。これについては、米国ハーブ製品協会が約500種類のメディカルハーブを安全性の観点から評価を行い、クラス1からクラス3に分類しました。また、薬物相互作用の観点からもクラスAからクラスCに分類しました。日本国内で食品として販売されているハーブはおおむね安全ですが、クラス分類の意味を理解していれば、多種類の中からハーブを選択するときの目安になります。

メディカルハーブの安全性と相互作用の分類

安全性クラス分類	分類の意味
■クラス1	適切に使用する場合、安全に摂取することができるハーブ
■クラス2	記載された植物含有成分の使用に関する資格のある専門家による特別な指示がない限り、以下の使用制限が適用されるハーブ
クラス2a	外用のみに使用するハーブ
クラス2b	妊娠中に使用しないハーブ
クラス2c	授乳期間中に使用しないハーブ
クラス2d	特定の使用制限があるハーブ
■クラス3	資格のある専門家監督下でのみ使用することができるハーブ 特定のラベル表示が推奨されている

相互作用クラス分類	分類の意味
■クラスA	臨床的に関連のある相互作用が予測されないハーブ
■クラスB	臨床的に関連する相互作用が起こり得ることが生物学的に妥当であるハーブ
■クラスC	臨床的に関連する相互作用が起こることが知られているハーブ

LESSON 5

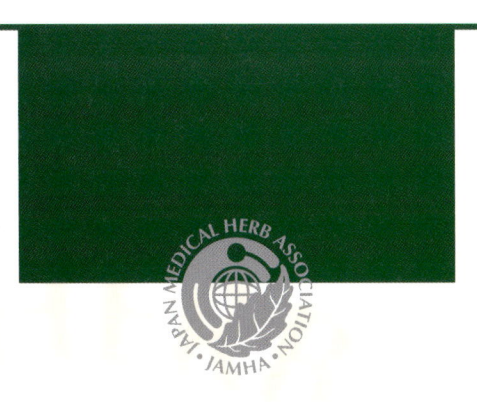

ハーブによる癒しのレシピ
RECIPE OF HEALING WITH HERB

このレッスンでは、メディカルハーブ製剤の
実際的な利用方法を紹介していきます
日常的なトラブルにどう対応していけばいいのか
ハーバルライフを豊かにするための基本的な知識を身につけましょう

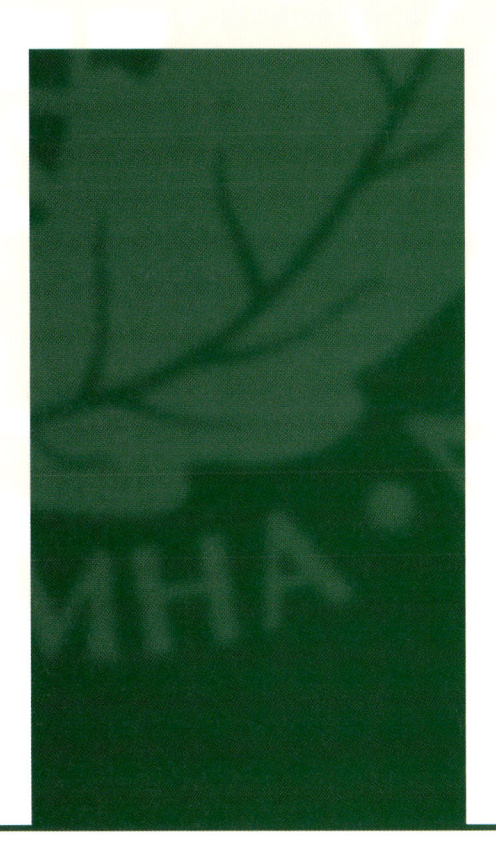

胃腸の不調

Problems of the stomach and intestines

食べすぎで胃がもたれている、なんとなくおなかに不快感がある、吐き気がする、下痢……。胃腸の不調といっても症状はさまざまですが、単に消化器の機能が低下しているだけではなく、不安や緊張、イライラなど精神的なストレスが関わっていることも少なくありません。

そこで、消化器の機能を調整する作用に加えて、ストレスを和らげる作用をもつハーブを選びます。

ペパーミントは胃腸の不快な症状を緩和させる作用があり、神経性の下痢を軽くするなど消化器への直接的な作用もあります。

また、ジャーマンカモミールには胃炎などに対する消炎作用、緊張を和らげる鎮静作用、腸内のガスを排出する駆風作用などがあります。

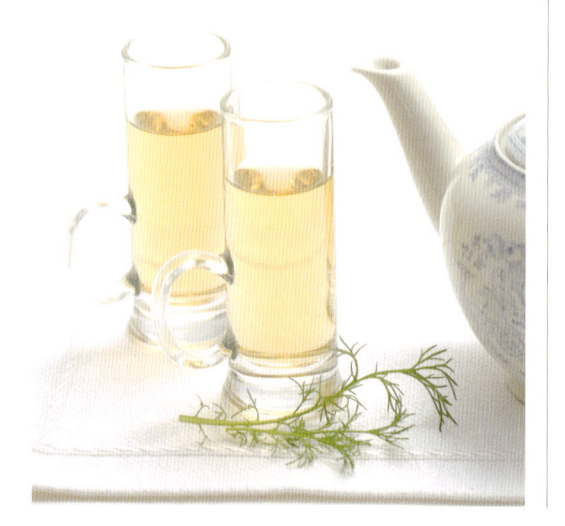

＊おすすめのレシピ＊

❶ ペパーミントとジャーマンカモミールのティー

材料▶ 1杯分＝ペパーミント 2g
　　　　　ジャーマンカモミール 1g
　　　　　熱湯 200ml

手順▶ 細かくしたペパーミントとジャーマンカモミールをブレンドし、熱湯で3分間抽出し、カップに注ぎます。
（ペパーミント2gだけでもよい）

❷ ペパーミントパウダー（飲用）

材料▶ 1回分＝ペパーミント 2g

手順▶ ペパーミントをフードミルにかけてパウダーにし、適量の水で飲みます。オブラートに包むとペパーミントの香りの刺激が期待できず、効果が低減してしまうため、オブラートでの服用は避けてください。

！使用時に知っておきたいこと

ハーブティーは、胃への負担を軽くするため食後にゆっくりと楽しむのが基本です。

ただし、ジャーマンカモミールの消炎作用に期待する場合は、傷んだ胃の粘膜に直接作用させる方が有用なので、食間や夜寝る前など空腹時に飲みます。

胃腸、とくに腸の不調のケアでは、足浴や腹部への温湿布を併用すると、さらに効果が高まります。

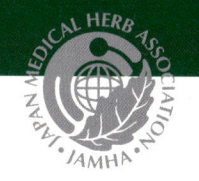

花粉症
Hay fever

長い人だと数ヵ月も苦しめられる花粉症の対策では、くしゃみや鼻水、鼻詰まりに直接働きかけて和らげるケアと、根本原因になっているアレルギー体質を改善するケアのふたつのどちらかを選択、または併用します。

まず、くしゃみ、鼻水など不快な症状の改善にはエルダーフラワーが有用で、抗アレルギー作用が症状の元である鼻粘膜の炎症や目の充血を軽くします。

ネトルにも抗アレルギー作用がありますが、アレルギー体質そのものに働きかけて改善を促すタイプですから、根気よく使い続けることが大切です。

ペパーミントはさわやかな香りのメントールに、鼻詰まりをすっきりさせて頭痛を和らげる即効性が期待できます。

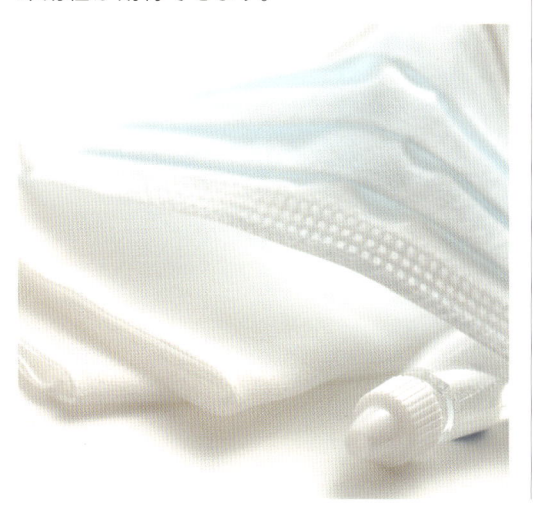

＊おすすめのレシピ＊

❶ エルダーフラワーのティー

材料▶ 1杯分＝エルダーフラワー 3g
　　　　熱湯 200ml

手順▶ 細かくしたエルダーフラワーを熱湯で3分間抽出し、カップに注ぎ、毎食後に飲みます。湯気をたっぷり吸い込むようにすると、さらに効果的です。

❷ ネトルのティー

材料▶ 1杯分＝ネトル 3g
　　　　熱湯 200ml

手順▶ 細かくしたネトルを熱湯で3分間抽出し、カップに注ぎ、毎食後に飲みます。

❸ ペパーミントの蒸気吸入

材料▶ 1杯分＝ペパーミント 5g
　　　　熱湯 200ml

手順▶ 鼻詰まりや頭痛がひどいときに、ペパーミントを洗面器に入れて熱湯を注ぎ、頭からバスタオルをかぶって、ひと呼吸おいてから、蒸気吸入をします。

Memo
ハーブ1gの目安

メディカルハーブの利用単位は1回分数gという場合がほとんどです。0.1g単位まで測定できる計量器があればベストですが、ないときの目安を覚えておきましょう。ホウル（カットされていないもの。あるいは全形をとどめたもの）のドライハーブは、花や葉を親指、人差し指、中指の3本でひとつまみが約1g、細かくつぶした状態だと小さじ1/2が約1g、ローズヒップはつぶす前の1個で約1gです。

月経前症候群 (PMS)
Premenstrual syndrome

　ホルモン分泌やそれを司る自律神経系のトラブルが元になって起こることが多い女性特有の症状に、メディカルハーブはとても有用で、古くからさまざまなハーブが広く活用されています。

　ラズベリーリーフはその代表格で、とくにPMSに機能を発揮します。筋肉の緊張を和らげる鎮痙作用が骨盤や子宮の筋肉に働きかけるため、症状が現れる前に抑える予防の働きもあるとされています。

　腰痛など直接的な痛みと合わせて、落ち込みやイライラなど感情が安定しなくなるのもPMSの特徴的な症状ですが、これにはセントジョンズワートが有用。抗うつ作用が落ち込んだ気分を明るくしてくれます。

＊おすすめのレシピ＊

❶ ラズベリーリーフのティー

- 材料 ▶ 1杯分＝ラズベリーリーフ　3g
  　　　　熱湯　200ml
- 手順 ▶ 細かくしたラズベリーリーフを熱湯で3分間抽出し、カップに注ぎ、毎食後に飲みます。

❷ セントジョンズワートのティー

- 材料 ▶ 1杯分＝セントジョンズワート　3g
  　　　　熱湯　200ml
- 手順 ▶ 細かくしたセントジョンズワートを熱湯で3分間抽出し、カップに注ぎ、毎食後に飲みます。

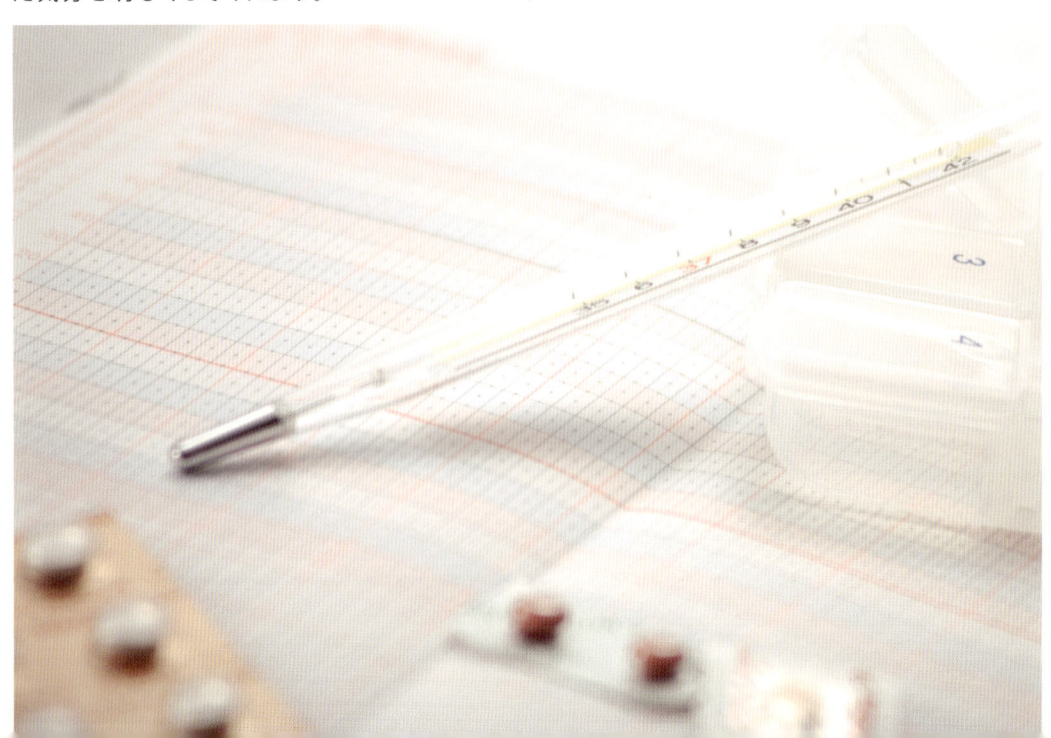

ダイエット
Dieting

ダイエットにはさまざまな手段がありますが、早急な結果を求めるような無理な方法には、必ずリスクがついてまわります。いくら体重を減らせても、肌荒れ、貧血、月経不順など、ほかのトラブルを抱えたら意味がありません。

その点、メディカルハーブ利用のダイエットなら安心。とくにマルベリーに含まれているデオキシノジリマイシン（DNJ）という成分には、腸での糖分の吸収を抑えるという働きがあるので、ふつうに食事をしながら自然にカロリーカットができてしまいます。

さらに吸収されなかった糖分は大腸内で菌のエサになり、便秘の改善にもつながります。また、マテには豊富にカフェインが含まれており、脂肪燃焼作用が期待できます。

＊おすすめのレシピ＊

❶ マルベリーのティー
- **材料** ▶ 1杯分＝マルベリー 3g　熱湯 200ml
- **手順** ▶ 細かくしたマルベリーを熱湯で3分間抽出し、カップに注ぎ、食前に飲みます。

❷ マテのティー
- **材料** ▶ 1杯分＝マテ 3g　熱湯 200ml
- **手順** ▶ 細かくしたマテを熱湯で3分間抽出し、カップに注ぎ、毎食後に飲みます。

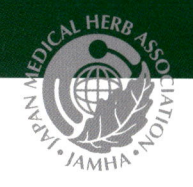

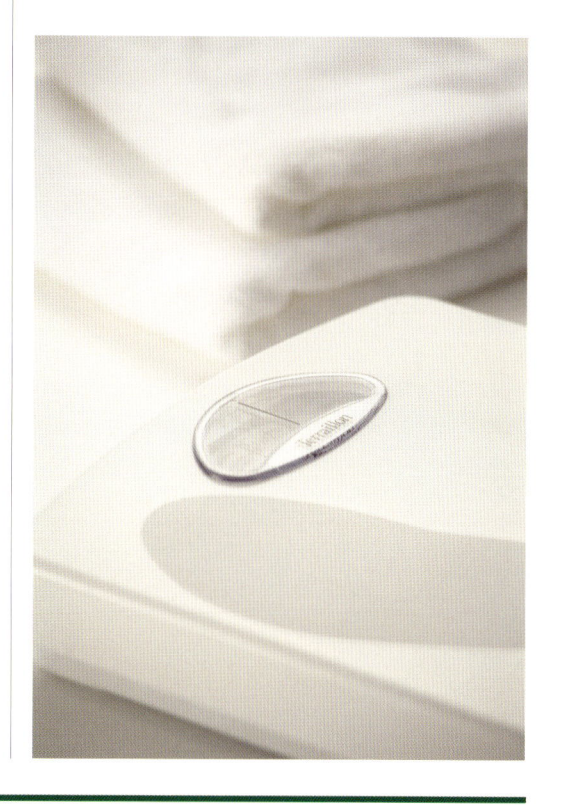

❗ 使用時に知っておきたいこと

マルベリーのティーは必ず食前に飲みましょう。機能成分のDNJは、糖類を分解する酵素の働きを阻害して糖分の吸収を抑制します。食事で糖分を摂る前に腸内に入れて、準備を整えておくほうがカロリーカット効果は大きいのです。

マテのティーは食後でいいのですが、カフェインが多いので夕食後は控えめにしたほうがいいでしょう。

シミ・色素沈着の予防
Blotch and pigmentary deposit

　いつの間にか目につくようになってきたシミ……。正体は体内で作られたメラニン色素で、無防備に浴びてしまった紫外線などが原因です。しかし、10代のころは少しぐらい日に焼けてもなんともなかったのですから、つまるところは老化現象のひとつです。

　メディカルハーブのケアでは、この老化を遅らせるためにハーブがもつ抗酸化作用で、シミ、色素沈着の予防にアプローチします。

　美容目的で活用されるメディカルハーブは十指に余りますが、美白、整肌作用にすぐれたジャーマンカモミールとマルベリーを選択。ジャーマンカモミールはヨーロッパで多くのハーブ化粧品に利用されていますし、マルベリーには亜鉛など抗酸化作用に役立つミネラルが多く含まれています。

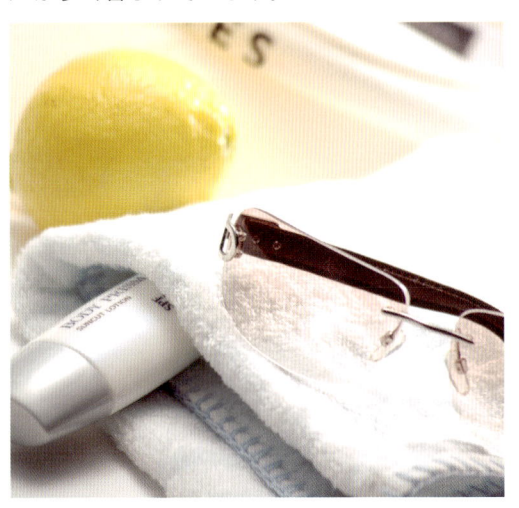

＊おすすめのレシピ＊

❶ ジャーマンカモミールの外用チンキ

材料▶
- チンキ＝ジャーマンカモミール 10g
  ウオッカ（アルコール度数40度以上のもの）200ml
- 外　用＝チンキ 10ml
  精製水 90ml
  （必要に応じて植物性グリセリン 1〜5ml）

手順▶ ジャーマンカモミールをウオッカに2週間漬け込んで作ったチンキを精製水で希釈し、シミや色素沈着の出そうな部位に塗布または湿布します。希釈液にグリセリンを加えると、保湿効果も得られます。

❷ マルベリーのフェイスパック

材料▶ 1回分＝マルベリー 小さじ1/3
カオリン 小さじ2/3
精製水 小さじ約1

手順▶ パウダーにしたマルベリーとカオリン（クレイの一種）に精製水を加えて乳鉢で練り、フェイスパックをします。パックの粘度は水の量で調整し、パック後は乾ききる前に洗い流します。

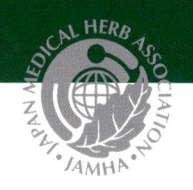

シワ・たるみの予防
Wrinkle and loosening

　シワ、たるみもシミと同じように皮膚の老化が根本原因ですから、メディカルハーブの得意分野といえます。このケアでは、肌にうるおいをあたえるフェイシャルスチームで肌を引き締め、体内から作用してコラーゲンの生成を促してくれるハーブティーを飲みましょう。

　リンデンには肌を引き締める収れん作用と肌に潤いをもたらす保湿作用があり、ウスベニアオイも保湿と肌の保護に役立ちます。

　また、ローズヒップには、コラーゲンの生成に欠かせないビタミンCがレモンの20〜40倍も含まれており、熱湯でも壊れにくいという特性ももっています。

＊おすすめのレシピ＊

❶ リンデンとウスベニアオイのフェイシャルスチーム

材料 ▶ 1回分＝リンデン 3g
　　　　ウスベニアオイ 3g
　　　　熱湯 1000ml

手順 ▶ 洗面器にリンデンとウスベニアオイを入れて、熱湯を注ぎます。頭からタオルをかぶって湯気を逃がさないようにしながら、約10分間フェイシャルスチームをします。

❷ ローズヒップのティー

材料 ▶ 1杯分＝ローズヒップ 3g
　　　　水 200ml

手順 ▶ 乳鉢でローズヒップをつぶし、種と毛を除いておきます。鍋に水を入れ火にかけ、沸騰したら火を止めます。つぶしたローズヒップを入れて5分間抽出し、茶こしを使ってカップに注ぎます。

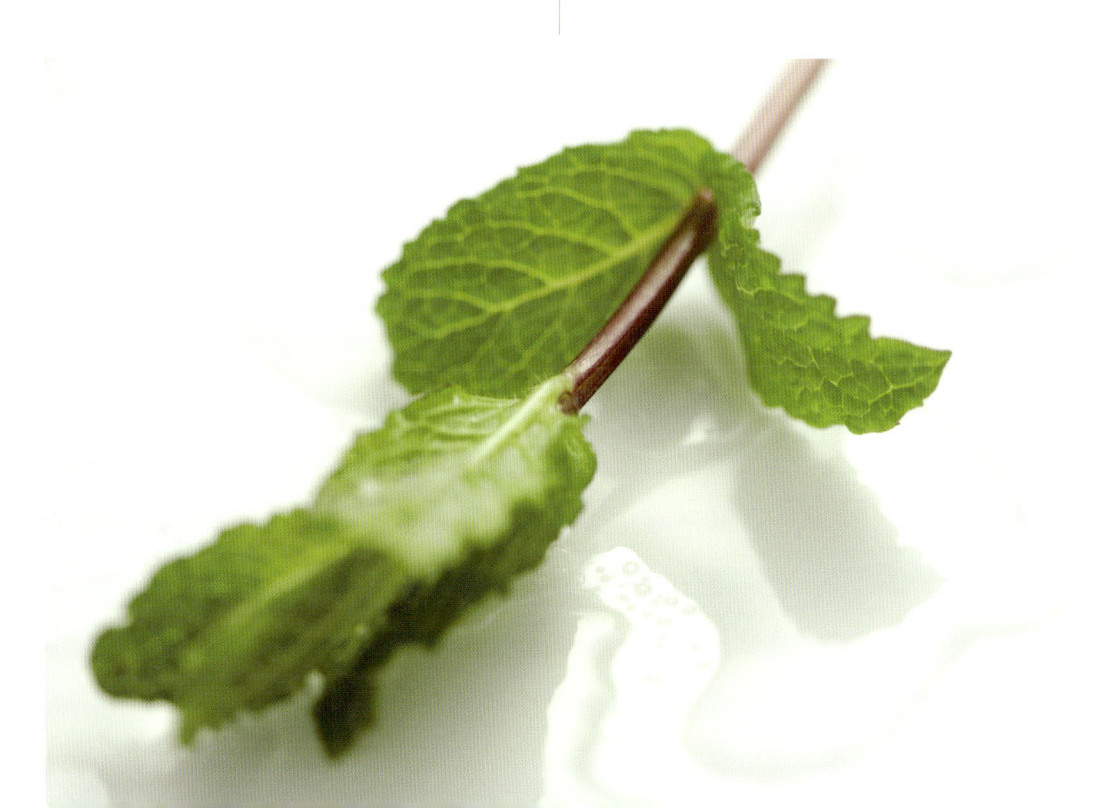

肌荒れ
Skin trouble

　メディカルハーブを美容に利用する方法のうち、ハーブティーなどで機能成分を摂取して体の内部からケアする方法を内面美容法といいます。肌荒れに対してはその内面美容法を選択し、炎症を抑える作用にすぐれたハーブ、吹き出物などがある場合は解毒作用にすぐれたハーブを使います。

　ジャーマンカモミールは消炎作用にすぐれたハーブの代表格で、鎮静作用もあるのでストレスが誘因になっている肌のトラブルに有用です。

　肌のケアに消費されるビタミンCの補給には、ローズヒップが最適。ダンディライオンは吹き出物対策として、肝臓を強化して解毒を促進させる作用に期待します。

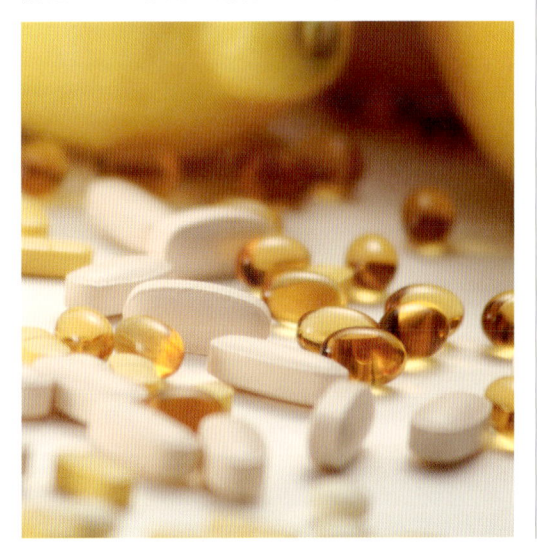

＊おすすめのレシピ＊

❶ ジャーマンカモミールとローズヒップのティー

材料▶　1杯分＝ジャーマンカモミール　2g
　　　　　　　ローズヒップ　2g
　　　　　　　水　200ml

手順▶　乳鉢でローズヒップをつぶし、種と毛を除いておきます。鍋に水を入れ火にかけ、沸騰させて火を止めます。細かくしたジャーマンカモミールとローズヒップを入れて5分間抽出し、茶こしを使ってカップに注ぎます。

❷ ダンディライオンのティー

材料▶　1杯分＝ダンディライオン（ロースト）　3g
　　　　　　　熱湯　200ml

手順▶　ダンディライオンを熱湯で5分間抽出し、カップに注ぎます。

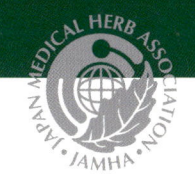

冷え性
Poor blood circulation

　女性に多く見られる冷え性には、腰から下が冷たい、手足の指先が冷たい、顔はのぼせているのに足が冷たいなど、いろいろな症状の現れ方がありますが、直接的な原因は全身の血液循環が悪くなっていることですから、まずは血行を良くすることが先決です。

　さらにストレスが冷えの誘因になっていることもあります。ストレスを感じると筋肉の緊張が高まり、血管が収縮して血液の流れが悪くなるのです。ジャーマンカモミールの内用チンキは、すぐれた鎮静作用でストレスを和らげる目的で使います。

　リンデンにも発汗作用と鎮静作用があります。足浴で全身を温めながら湯気の香りを吸い込みましょう。

＊おすすめのレシピ＊

❶ ジャーマンカモミールの内用チンキ

材料▶ ジャーマンカモミール 10g
ウオッカ（アルコール度数40度以上のもの）100ml

手順▶ ジャーマンカモミールをウオッカに2週間漬け込んでチンキを作り、1回1～3mlをカップ1杯の湯に加えて内服します。

❷ リンデンの足浴

材料▶ 2回分＝リンデン 5g
ウオッカ（アルコール度数40度以上のもの）50ml
自然塩 80g
適温の湯 適量（足首がつかるくらい）

手順▶ リンデンをウオッカに2週間漬け込んでチンキを作ります。そのチンキ1/2と自然塩1/2をバケツに入れて、適温の湯を注いでから足湯をします。

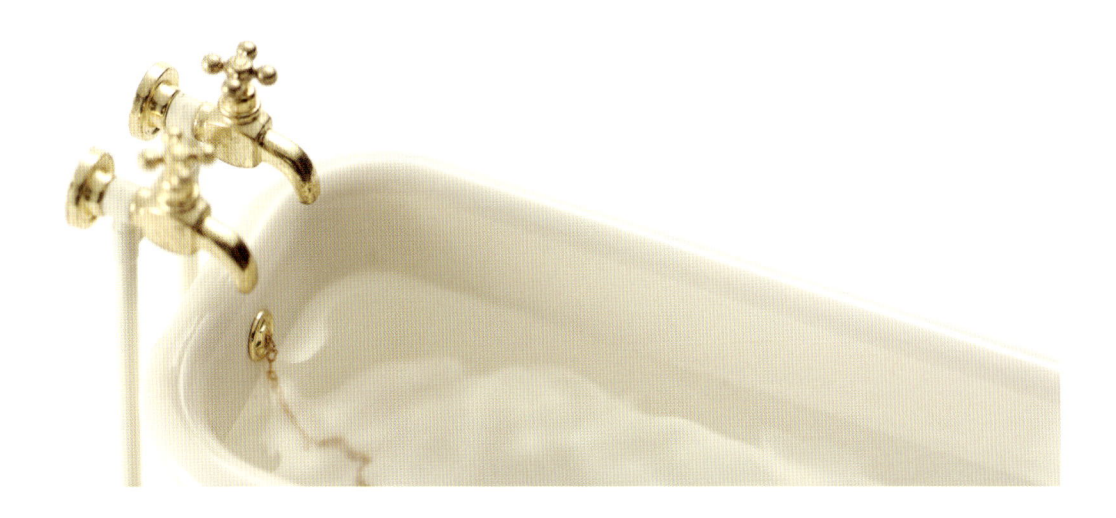

肩こり・腰痛
Stiff shoulders and lumbago

肩こりや腰痛の大きな原因のひとつは筋肉の疲労です。筋肉疲労というとスポーツを思いがちですが、1日中パソコンの前に座っているなど、長時間同じ姿勢をとり続けることからくる疲労も慢性的な肩こりや腰痛につながります。

メディカルハーブのケアでは慢性的な痛みに対して温湿布を行い、ハーブティーで疲労回復を促します。ペパーミントに含まれているメントールには筋肉の炎症を鎮めて痛みをとる作用があり、ジャーマンカモミールを使うことで緊張による血流悪化の緩和も期待できます。

また、ハイビスカスには代謝を促進するクエン酸などの植物酸が多く含まれているので、筋肉の疲労回復に役立ちます。

＊おすすめのレシピ＊

❶ ジャーマンカモミールの温湿布

材料▶ 1回分＝ジャーマンカモミール 5g
　　　　水 500ml

手順▶ 鍋に水を入れ火にかけ、沸騰したら火を止めます。ジャーマンカモミールを入れて、10分間抽出します。抽出液をざるでこし、布を浸します。その布を軽く絞って冷めないうちに肩、腰を湿布します。

❷ ハイビスカスのティー

材料▶ 1杯分＝ハイビスカス 2g
　　　　熱湯 200ml

手順▶ 細かくしたハイビスカスを熱湯で3分間抽出し、カップに注ぎます。

❸ ペパーミントの温湿布

材料▶ 1回分＝ペパーミント 3g
　　　　水 500ml

手順▶ 鍋に水を入れ火にかけ、沸騰したら火を止めます。ペパーミントを入れて、10分間抽出します。抽出液をざるでこし、布を浸します。その布を軽く絞って冷めないうちに肩、腰を湿布します。

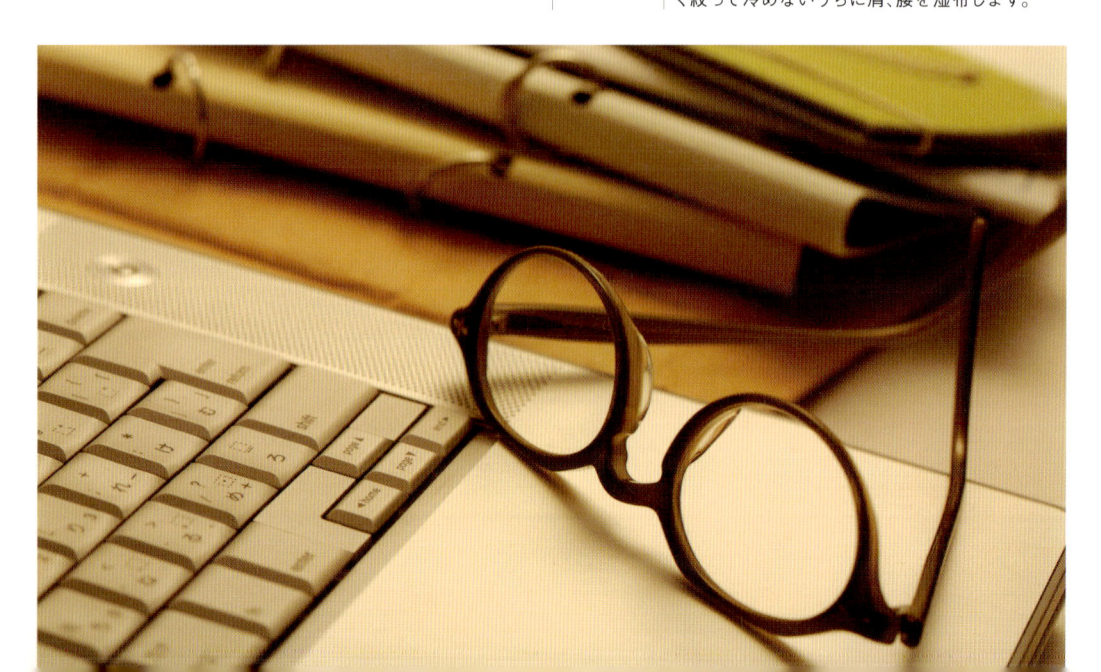

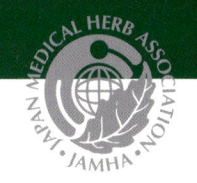

風邪・インフルエンザ
Cold and influenza

ふつうの風邪もインフルエンザもウイルスによる感染なので、直接の原因は同じです。どちらも体の免疫が低下しているとかかりやすく、発熱や鼻水、のどの痛みなどの症状が出るのも同じですから、この2点からのケアを考えます。

エキナセアは「免疫力を高めるハーブ」としてよく知られているほか、ウイルスへの働きもあるとされています。カタル症状を和らげるエルダーフラワーは鼻水やくしゃみ、鼻詰まりなどの解消に有用で、熱を下げる発汗作用ももっています。

また、ウスベニアオイには不快などの痛みの軽減に役立ちます。

おすすめのレシピ

① エキナセアのティー

材料 ▶ 1杯分＝エキナセア 3g
　　　　熱湯 200ml

手順 ▶ 細かくしたエキナセアを熱湯で3分間抽出し、カップに注ぎます。

② エルダーフラワーのティー

材料 ▶ 1杯分＝エルダーフラワー 3g
　　　　熱湯 200ml

手順 ▶ 細かくしたエルダーフラワーを熱湯で3分間抽出し、カップに注ぎます。

③ ウスベニアオイのティー

材料 ▶ 1杯分＝ウスベニアオイ 2g
　　　　熱湯 200ml

手順 ▶ 細かくしたウスベニアオイを熱湯で3分間抽出し、カップに注ぎます。

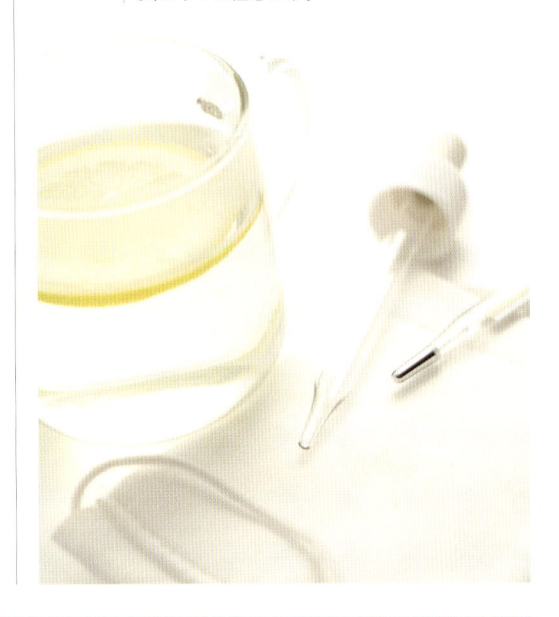

❗ 使用時に知っておきたいこと

鼻水や鼻詰まり、くしゃみ、のどの痛みなどは、カタル症状や炎症を起こしている粘膜にメディカルハーブの機能成分を直接作用させることも重要なケアのポイントになります。

エルダーフラワーのティー、ウスベニアオイのティーを飲むときは、カップから立つ湯気を鼻と口からできるだけ深く吸い込みましょう。ハーブティーと同時に蒸気吸入も併用するわけです。

アトピー性皮膚炎・湿疹
Atopic dermatitis and eczema

アトピー性皮膚炎はもともとアレルギー体質に起因する病気ですが、食べ物や精神的なストレスも深く関わっていますから、ケアは簡単ではありません。しかし、ひどいかゆみをもたらす皮膚の炎症を抑えることができれば、患者の苦しみはかなり軽減されます。

ハーブを使えば、副作用も穏やかなので、安心して使用できます。ジャーマンカモミールは、かゆみの元になっている皮膚や粘膜の炎症を抑える作用にすぐれているので、ハーブティーと全身浴で体の内と外、両方からの消炎に期待します。

ローズヒップをプラスするのは炎症によって消耗しているビタミンCを効率的に補給するため。アトピー性皮膚炎だけではなく、ふつうの湿疹にも有用な方法です。

＊おすすめのレシピ＊

❶ ジャーマンカモミールとローズヒップのティー

材料▶ 1杯分＝ジャーマンカモミール 2g
　　　　　　ローズヒップ 2g
　　　　　　水 200ml

手順▶ ローズヒップをつぶし、種と毛を除いておきます。鍋に水を入れ火にかけ、沸騰させて火を止めます。細かくしたジャーマンカモミールとローズヒップを入れて5分間抽出し、茶こしを使ってカップに注ぎます。

❷ ジャーマンカモミールのハーバルバス

材料▶ 1回分＝ジャーマンカモミール 15g
　　　　　　熱湯 500ml

手順▶ 細かくしたジャーマンカモミールを熱湯で10分間以上抽出して濃いめの浸剤を作り、ざるでこしたものをバスタブの湯に入れて全身浴をします。

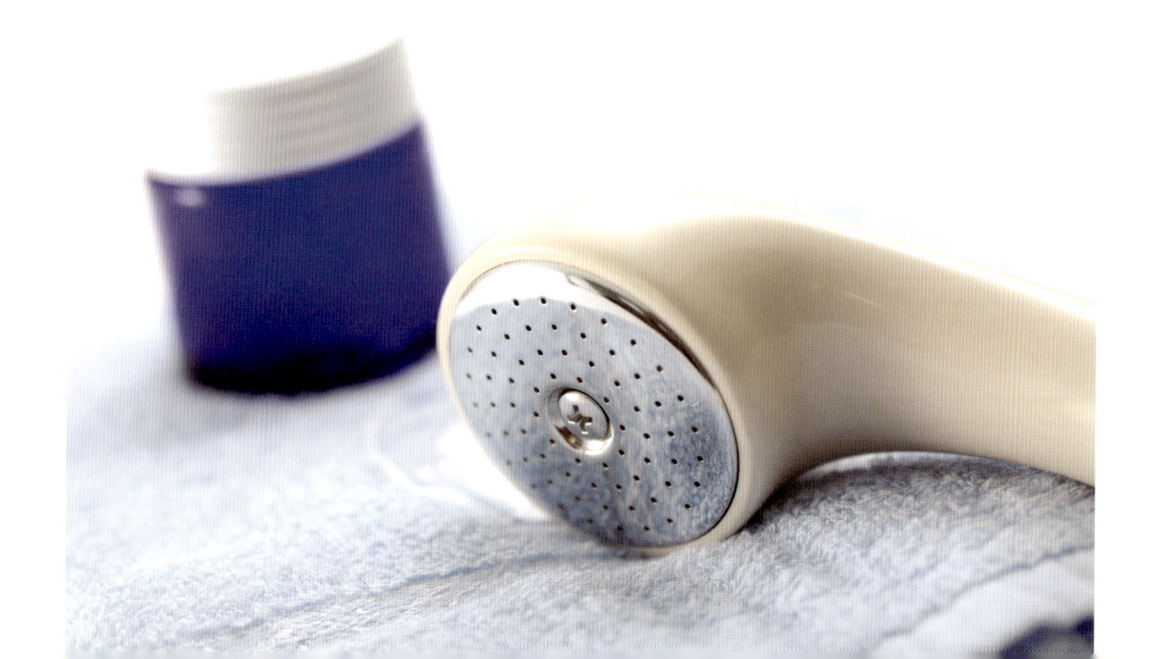

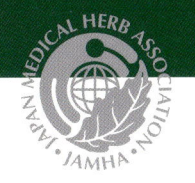

外傷
Injury

血がたくさん出ているような大ケガは、もちろん医師の手当てが必要ですが、小さな傷、ひびわれ、軽症のやけどなどならメディカルハーブがすぐれた働きをします。外傷をケアする剤型では、やはり機能成分を長く作用させられる軟膏がベスト。

セントジョンズワートがもつ鎮痛作用が傷の痛みを和らげます。合わせて飲むハーブティーには、感染症の予防と創傷治癒作用のあるエキナセアをローズヒップとのブレンドで使います。

ローズヒップでビタミンCをしっかり補給すれば、コラーゲンの生成が促されて傷の治りが早くなります。

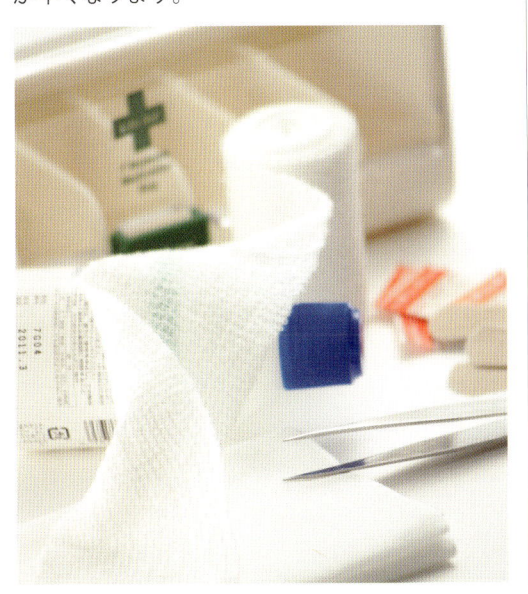

＊おすすめのレシピ＊

❶ セントジョンズワートの軟膏

材料 ▶ 浸出油＝セントジョンズワート 10g
　　　　　　マカデミアナッツ油 100ml
　　　　軟　膏＝浸出油 25ml
　　　　　　ミツロウ 5g

手順 ▶ セントジョンズワートをマカデミアナッツオイルに2週間漬け込んで浸出油を作ります。その浸出油とミツロウを湯煎にかけて軟膏を作り、傷に塗布します。

❷ エキナセアとローズヒップのティー

材料 ▶ 1杯分＝エキナセア 3g
　　　　　　ローズヒップ 2g
　　　　　　水 200ml

手順 ▶ ローズヒップをつぶし、種と毛を除いておきます。鍋に水を入れ火にかけ、沸騰させて火を止めます。細かくしたエキナセアとローズヒップを入れて5分間抽出し、茶こしを使ってカップに注ぎます。

❗ 使用時に知っておきたいこと

傷を負ってから製剤しても間に合わないので、軟膏は作ったものを常備しておきます。密閉性の高い遮光ビンに入れておけば3ヵ月程度は保存が可能です。

便秘
Constipation

　食生活の偏り、運動不足、ストレス、消化不良など便秘にもさまざまな原因があります。ダンディライオンのハーブティーは、多様な便秘の原因の中でもとくに多い脂肪の消化機能の低下からくる症状に役立ちます。すぐれた強肝作用と利胆作用が脂肪を消化する胆汁の分泌を促すのです。腸内の環境を改善する作用もあります。

　また、ペパーミントはストレスからくる過敏性腸症候群による便秘に有用。腸の働きを調整する作用に期待し、温湿布でケアします。

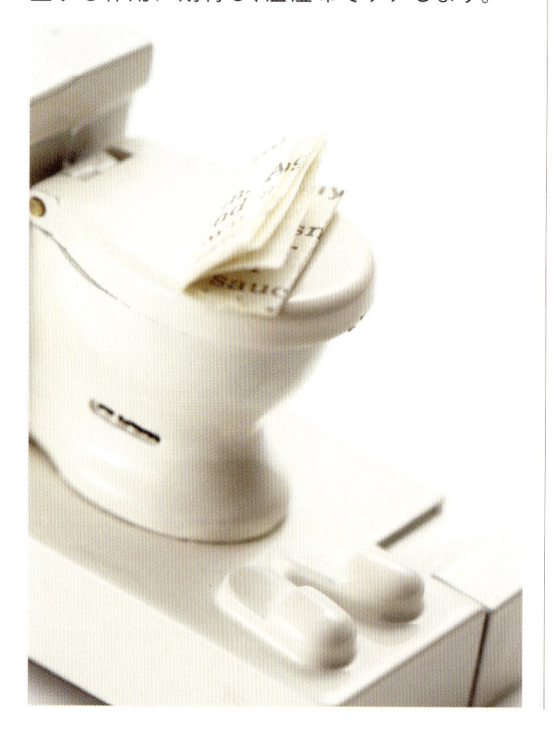

＊おすすめのレシピ＊

❶ ダンディライオンのティー

材料▶ 1杯分＝ダンディライオン（ロースト）3g
　　　　熱湯 200ml

手順▶ ダンディライオンを熱湯で5分間抽出し、カップに注ぎます。

❷ ペパーミントの温湿布

材料▶ 1杯分＝ペパーミント 5g
　　　　水 500ml

手順▶ 鍋に水を入れ火にかけ、沸騰したら火を止めます。ペパーミントを入れて、10分間抽出し、浸剤が冷めないうちに布を浸します。その布を軽く絞って腹部を温湿布します。

Memo
湿布と合わせて腹部のマッサージ

　便秘の解消には腹部への物理的な刺激が、想像以上に有用です。温湿布で温めるのもそのひとつですが、湿布したあとで腹部をゆっくりマッサージするとさらに効果が上がります。手のひらを右下腹部に当て、上、左、左下腹部の順に円を描くようにさするのがコツです。

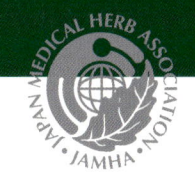

二日酔い
Hangover

　二日酔いのケアでは、前夜から体内に残っているアルコールを早く体外へ排出することと、吐き気などの不快な症状を鎮めることの2つがポイントになります。アルコールの排出では、肝臓の機能を高めて解毒を促進させる作用があるダンディライオンが、有用なハーブの筆頭です。コーヒーと違ってカフェインを摂りすぎる心配がないので、水分補給をかねて多めに飲むといいでしょう。

　ローズヒップのお茶にもアルコールの代謝を助ける作用があります。吐き気にはペパーミントのさわやかな香りが有用。不快感を抑え気分をリフレッシュします。お茶のほか、入浴剤として使うのもおすすめです。

おすすめのレシピ

❶ ペパーミントのティーまたは全身浴

材料▶
- ティー(1杯分)＝ペパーミント 2g　熱湯 200ml
- 入浴剤(1回分)＝ペパーミント 10g　水 500ml

手順▶
- ティー＝細かくしたペパーミントを熱湯で3分間抽出し、カップに注ぎます。
- 入浴剤＝鍋に水を入れ火にかけ、沸騰したら火を止めます。ペパーミントを入れて、10分間抽出し、抽出液をざるでこし、バスタブの湯に混ぜます。

❷ ダンディライオンのティー

材料▶ 1杯分＝ダンディライオン(ロースト) 3g　熱湯 200ml

手順▶ ダンディライオンを熱湯で5分間抽出し、カップに注ぎます。

❸ ローズヒップのティー

材料▶ 1杯分＝ローズヒップ 3g　水 200ml

手順▶ ローズヒップをつぶし、種と毛を除いておきます。鍋に水を入れ火にかけ、沸騰したら火を止めます。細かくつぶしたローズヒップを入れて5分間抽出し、茶こしを使ってカップに注ぎます。

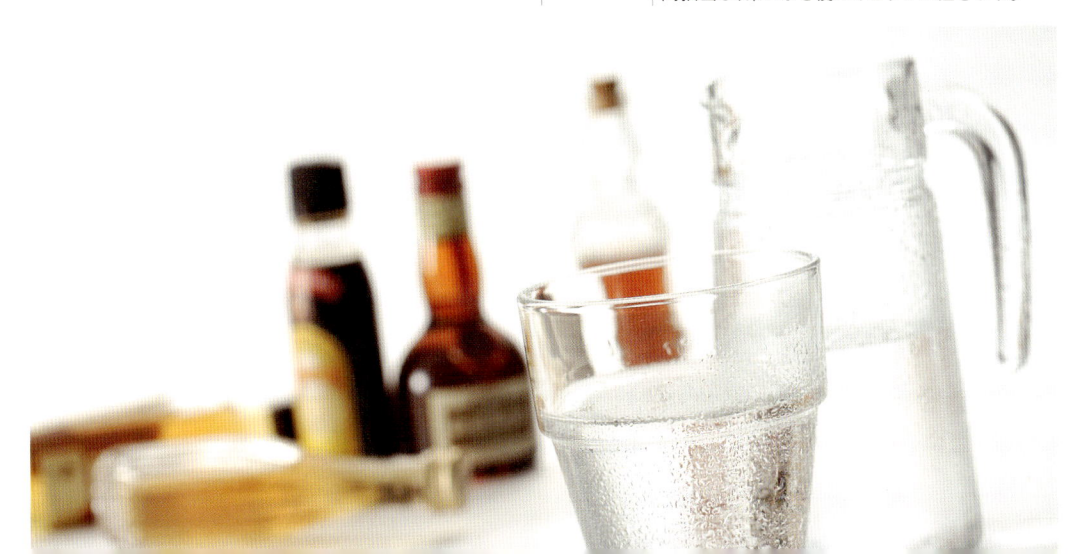

スポーツ前の集中力と持久力のアップ
Concentration and stamina

スポーツで消費されるエネルギーの大部分は糖質ですから、運動の前に吸収のいい糖質を摂ってエネルギーをためておくのはスポーツマンの常識です。

糖質のエネルギー代謝を活発にするハイビスカスのティーはその手助けをしてくれる天然のスポーツ飲料のようなもの。運動で消耗するビタミンCをローズヒップで補給しておけば完璧です。マテ茶には豊富に含まれるカフェインが、集中力のアップに役立つことを期待します。

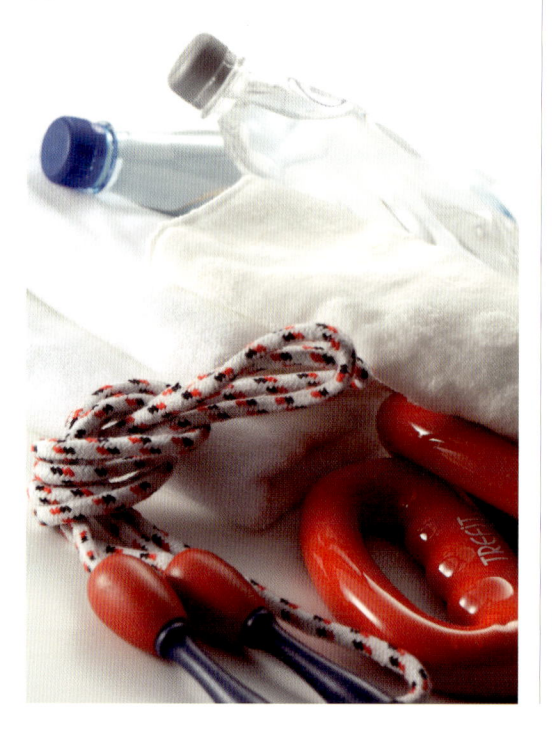

＊おすすめのレシピ＊

❶ ハイビスカスとローズヒップのティー

材料 ▶ 1杯分＝ハイビスカス 2g
　　　　　　ローズヒップ 2g
　　　　　　水 200ml

手順 ▶ ローズヒップをつぶし、種と毛を除いておきます。鍋に水を入れ火にかけ、沸騰したら火を止めます。細かくつぶしたローズヒップとハイビスカスを入れて5分間抽出し、茶こしを使ってカップに注ぎます。

❷ マテのティー

材料 ▶ 1杯分＝マテ 3g
　　　　　　熱湯 200ml

手順 ▶ 細かくしたマテを熱湯で3分間抽出し、カップに注ぎます。

❗ 使用時に知っておきたいこと

運動で失われたエネルギー（糖質）の回復は、運動後すぐにはじめるのが効果的です。スポーツのあとは、ハチミツやキャンディなど吸収の早い糖質を補給し、すぐにハイビスカスティーを飲んで、その代謝を促しましょう。

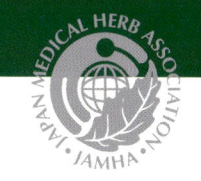

不眠・抑うつ
Insomnia and depression

　ひとくちに不眠といっても、寝つきが悪いタイプと「早期覚醒」という早朝に目が覚めてしまうタイプとでは原因がやや異なり、早期覚醒タイプは抑うつ傾向が背景にあるとされています。

　メディカルハーブでのケアもこの違いに合わせて、ふつうの不眠には鎮静作用や緩和作用にすぐれたハーブを、抑うつタイプには抗うつ作用のあるハーブを使います。

　ジャーマンカモミール、ペパーミント、リンデンの3つはいずれも前者で、鎮静作用（ペパーミントは賦活から鎮静へ移行していきます）が心身をリラックスさせて睡眠を誘います。セントジョンズワートは後者で、科学的にも確認されている抗うつ作用が、気持ちを明るくさせて不眠を解消します。

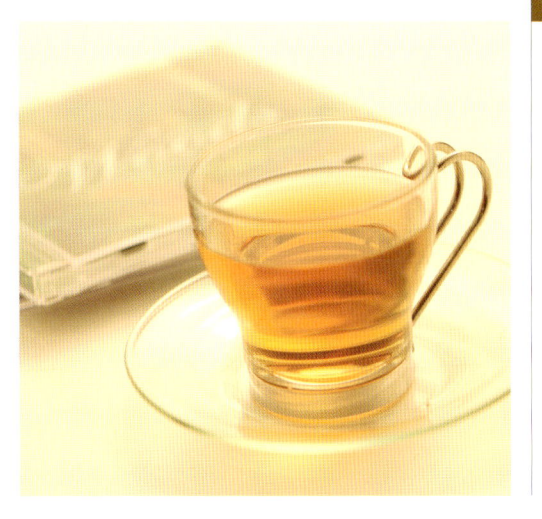

＊おすすめのレシピ＊

❶ ジャーマンカモミールのティー

材料▶ 1杯分＝ジャーマンカモミール 3g
熱湯 200ml

手順▶ 細かくしたジャーマンカモミールを熱湯で3分間抽出し、カップに注ぎ、就寝前に飲みます。

❷ ジャーマンカモミールとペパーミントのティー

材料▶ 1杯分＝ジャーマンカモミール 2g
ペパーミント 1g
熱湯 200ml

手順▶ 細かくしたジャーマンカモミールとペパーミントを熱湯で3分間抽出し、カップに注ぎ、就寝前に飲みます。

❸ セントジョンズワートのティー

材料▶ 1杯分＝セントジョンズワート 3g
熱湯 200ml

手順▶ 細かくしたセントジョンズワートを熱湯で3分間抽出し、カップに注ぎます。

❹ リンデンの芳香浴

材料▶ 1回分＝リンデン 5g
熱湯 500ml

手順▶ リンデンをボウルなど適当な容器に入れて寝室に置き、就寝前に熱湯を注いで部屋に湯気と香りを拡散させます。

不安・緊張
Uneasiness and tension

　覆いかぶさってくるような不安感や、いてもたってもいられないような緊張感をときほぐすには、やはり鎮静作用の高いハーブのティーを時間をかけて楽しむのが一番です。お茶を入れて飲む時間を作るだけでも、ストレスの緩和につながります。

　お茶以外では手浴も予想外に効果が大きいもの。入浴や足浴などと違って、ハーブさえあればオフィスなどで簡単にできるのも利点です。

　鎮静作用の高いジャーマンカモミールにブレンドするパッションフラワーは、欧米で古くから「植物性の精神安定剤」として知られているハーブで、穏やかに気持ちの高ぶりを抑えてくれます。

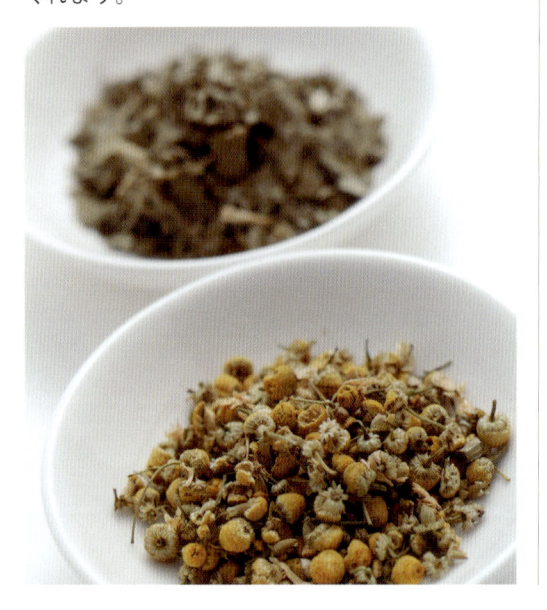

＊おすすめのレシピ＊

❶ ジャーマンカモミールとパッションフラワーのティー

材料▶ 1杯分＝ジャーマンカモミール　2g
　　　　　パッションフラワー　2g
　　　　　熱湯　200ml

手順▶ 細かくしたジャーマンカモミールとパッションフラワーを熱湯で3分間抽出し、カップに注ぎます。

❷ ジャーマンカモミールの手浴

材料▶ 1回分＝ジャーマンカモミール　5g
　　　　　熱湯　500ml
　　　　　水　適量（熱湯＋水で手首までつかるくらいの量にする）

手順▶ ジャーマンカモミールを洗面器に入れ熱湯を注ぎ、5分間以上抽出します。水を加えて温度を調節し、両手首から先をつけて10分から15分間手浴をします。

使用時に知っておきたいこと

手浴をするときは、ときどき洗面器に顔を近づけて湯気を深く吸い込みましょう。蒸気吸入による鎮静作用も期待できます。

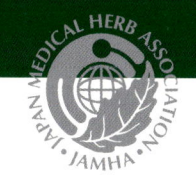

目の疲れ
Eye fatigue

　パソコンを日常的に長時間使用する機会が多くなったため、眼精疲労やドライアイなど目のトラブルを抱える人が増えています。目のケアはその場で簡単にできることと、即効性のあることがポイントなので、目に直接作用するハーブと剤型を選びます。

　ティーにするウスベニアオイの青色は、ブルーベリーに含まれて目にいいことが知られているアントシアニン色素。体内に吸収されると、短時間のうちに使いすぎからくる目の疲れを回復させます。

　ジャーマンカモミールは、目の充血やかゆみを軽くする消炎作用に期待。冷湿布で目を直接冷やすこととの相乗効果もあります。

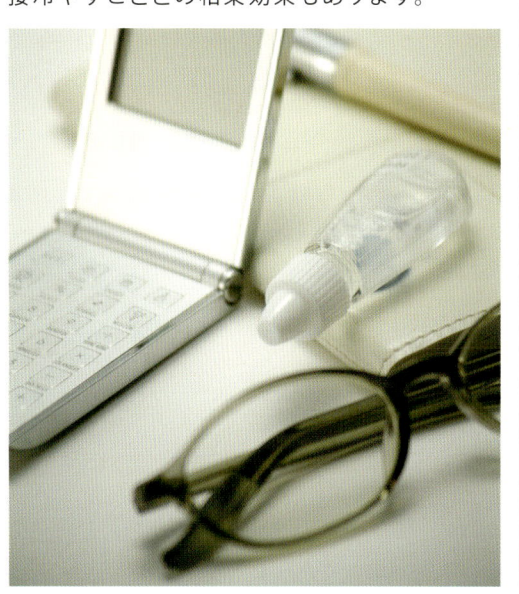

＊おすすめのレシピ＊

❶ ウスベニアオイのティー

材料 ▶	1杯分＝ウスベニアオイ 2g 熱湯 200ml
手順 ▶	ウスベニアオイを熱湯で3分間抽出し、カップに注ぎます。

❷ ジャーマンカモミールの冷湿布

材料 ▶	1回分＝ジャーマンカモミール 5g 熱湯 500ml
手順 ▶	ジャーマンカモミールに熱湯を注いで温度が下がるまで抽出し、ざるでこしたあと、ガーゼを浸して目に当てます。抽出液を冷蔵庫で冷やしてから使用すればさらに効果的です。

❗ 使用時に知っておきたいこと

　ウスベニアオイに含まれる目に働きかける機能成分アントシアニンは、青い色素そのものですから、ハーブを購入するときは青い色がしっかりと残っているかをチェックしましょう。

　成分が変化して色がなくなっていると働きは期待できません。

　エルダーフラワーやネトル、ハイビスカスも同じですが、色素が機能成分のひとつになっているハーブは、ドライでも色の有無が重要です。

強壮
Robustness

　強壮は文字どおり、強く活力をみなぎらせること。肉体的な活力だけではなく、心の元気づけも含みます。特定のトラブル解消ではないので、毎日利用できる方法であることが大切ですから、剤形は手軽に継続できるティーを選びます。

　ダンディライオンは強肝作用、利胆作用があり、滋養強壮にはもってこいのハーブです。また、マテの豊富なカフェインも心身の元気づけには欠かせません。両方ともティー以外に牛乳と混ぜておいしく飲めるので、利用の幅が広くなります。

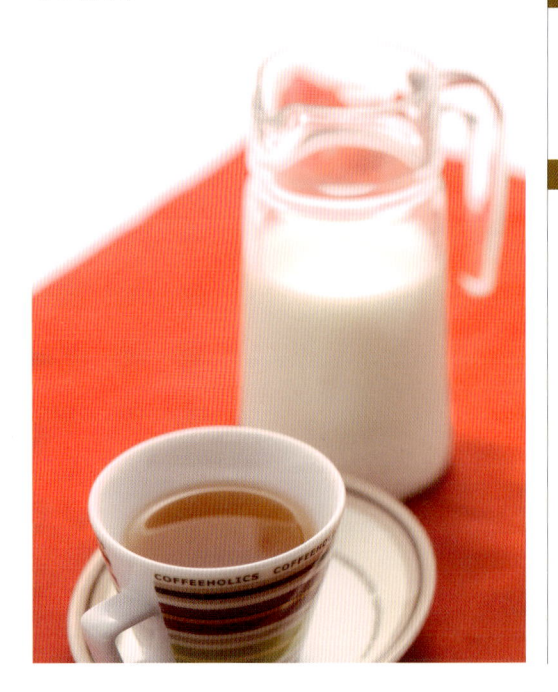

＊おすすめのレシピ＊

❶ ダンディライオンのティー
- **材料▶** 1杯分＝ダンディライオン（ロースト）3g　熱湯 200ml
- **手順▶** ダンディライオンを熱湯で5分間抽出し、カップに注ぎます。

❷ ダンディライオンのミルクティー
- **材料▶** 1杯分＝ダンディライオン（ロースト）3g　水 60ml　牛乳 140ml
- **手順▶** 鍋に水を入れ火にかけ、沸騰したら火を止めます。ダンディライオンを入れて、10分間以上抽出します。牛乳を加えて弱火で再加熱します。

❸ マテのティー
- **材料▶** 1杯分＝マテ 3g　熱湯 200ml
- **手順▶** 細かくしたマテを熱湯で3分間抽出し、カップに注ぎます。

❹ マテのミルクティー
- **材料▶** 1杯分＝マテ（ロースト）3g　水 60ml　牛乳 140ml
- **手順▶** 鍋に水を入れ火にかけ、沸騰したら火を止めます。マテを入れて、10分間以上抽出します。牛乳を加えて弱火で再加熱します。

Memo

マテのアレンジメニュー

　マテは南米では日常的に使われている強壮のハーブで、マテのミルクティーは「コシード」という名前で親しまれています。

　また、マテ茶を冷やしたものは「テレレ」と呼ばれています。

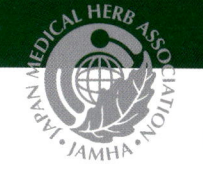

口臭予防
Foul breath

口臭の予防では、まず口の中の炎症などを治して清潔にすること、いやなにおいそのものを消すことの2つがポイントになります。市販のマウスウォッシュも手軽ですが、ハーブなら飲み込んでも安心です。

マウスウォッシュによく使われるラズベリーリーフは、フランボワーズのほのかな香りもさることながら、収れん作用が口内炎、歯肉炎など口臭の元にもなる症状の緩和に役立ちます。これにペパーミントをブレンドし、清涼感のある香りでにおいをカットします。

＊おすすめのレシピ＊

❶ ラズベリーリーフとペパーミントのマウスウォッシュ

材料 ▶ 1杯分＝ラズベリーリーフ　3g
　　　　　　　ペパーミント　3g
　　　　　　　熱湯　200ml

手順 ▶ ラズベリーリーフとペパーミントを細かくして熱湯を注ぎ、5分間以上抽出してやや濃いめの浸剤を作ります。それを冷蔵庫で冷やし、適量をマウスウォッシュに使います。

部屋の消臭
Deodorant

部屋にこもったいやなにおいを早く消したいときは、ハーブに熱湯を注いで湯気を立たせるという芳香浴と同じ方法を使います。お客さんが来る直前のにおい消しにも使えます。

消臭剤として常時使いたい場合は、皿などに入れ、部屋に置きます。ポプリのようにホウルで使い、玄関やげた箱の中、トイレなどに利用してもいいでしょう。

＊おすすめのレシピ＊

❶ ペパーミントの消臭剤

材料 ▶ 1回分＝ペパーミント　5g
　　　　　　　熱湯　500ml

手順 ▶ ペパーミントを適当な容器に入れ、熱湯を注いで湯気を立たせます。

ペットのケア
Pet care

ものをいわない犬やネコの日常的なケアで、メディカルハーブが向いているのは、パウダーやチンキにして食べ物に混ぜること。少量であれば気づかずに食べてくれるはずです。

ネトルにはアレルギーの改善や解毒の作用があるので、湿疹など皮膚にトラブルのあるペットに有用です。

また、ハーブのパウダー少量を散歩に出る前に毛に振りかけておけばノミ除けに役立つほか、消臭にもなります。これにはペパーミントが適しています。

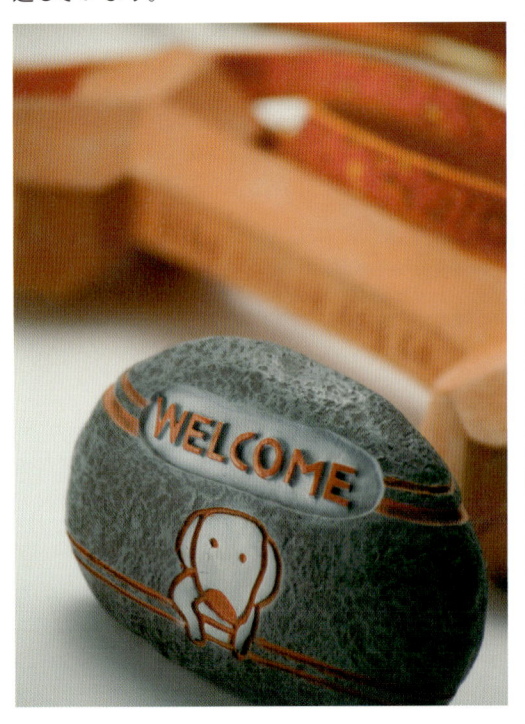

＊おすすめのレシピ＊

❶ ネトルまたはペパーミントのパウダー

材料 ▶ 食事用（1回分）＝ネトル 2g
　　　ボディ用（1回分）＝ペパーミント 2g

手順 ▶ ネトルもしくはペパーミントをフードミルでパウダーにします。

❗ 使用時に知っておきたいこと

このLESSONの中でもいくつか例にあげたように、ハーブティーは1種類のハーブで作る以外に複数をブレンドすることがよくあります。ブレンドする目的は次の2つに分けられます。

● 相乗効果を得る

それぞれのハーブがもつ作用を合わせて相乗効果を得たいときにブレンドします。

このLESSONで紹介した例の中では、アトピー性皮膚炎に対してジャーマンカモミールの消炎作用とローズヒップのビタミンC補給作用を合わせるレシピ、スポーツ後にハイビスカスの疲労回復作用とローズヒップのビタミンC補給作用を合わせるレシピなどが、それに当たります。

● 飲みやすくする

単独では味や香りにややクセがあって飲みにくいハーブがあります。その欠点をほかのハーブで補うためにブレンドします。この目的にはハーブティーの味を軽くするペパーミント、味をまろやかにするローズヒップなどがよく使われます。

ハーブにはそれぞれ個性があり、ローズヒップのように相乗効果と飲みやすさの両方で使えるものもあります。経験を重ねながらブレンドテクニックを磨いていくのもハーバルライフの楽しみのひとつです。

巻末付録
APPENDIX

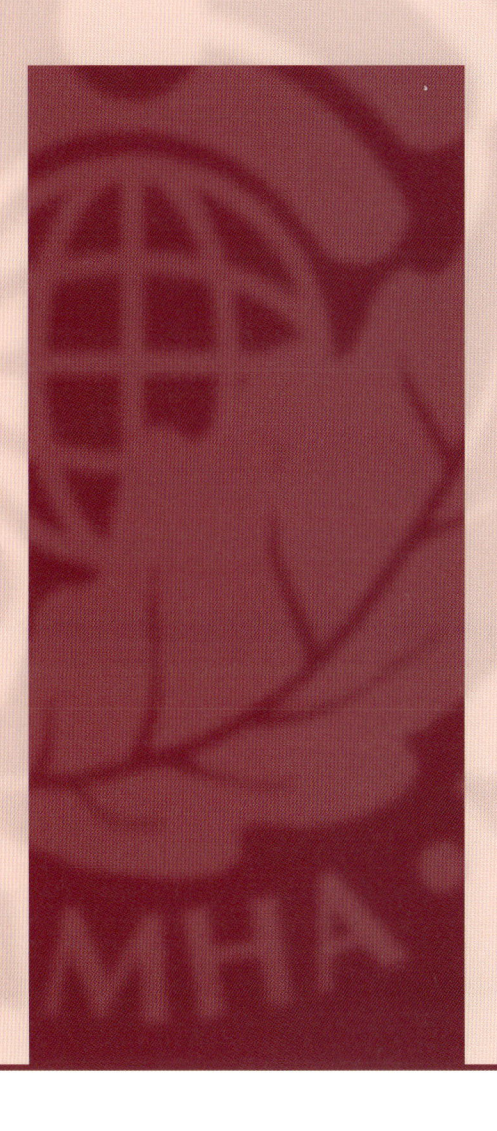

メディカルハーブ検定試験の例題

メディカルハーブ検定試験の問題は、
すべてこのテキストに書かれている内容から出題されます。
テキストの勉強をひととおり終えたあとで、以下の例題に挑戦してください。

例題 01
次の中からカフェインを含むハーブを選びなさい。
❶ ペパーミント
❷ エキナセア
❸ マルベリー
❹ マテ
❺ セントジョンズワート

例題 02
ハーブを保存するときの条件として誤っているものを選びなさい。
❶ 遮光する
❷ 冷暗所に置く
❸ 密閉する
❹ 必要事項をラベルに書いて貼る
❺ 適度に湿気を与える

例題 03
次の作用の説明のうち、正しいものを選びなさい。
❶ 抗酸化作用とは老化を促進する働きである。
❷ 緩下作用とは心を落ち着かせる働きである。
❸ 収れん作用とは水分を補う働きである。
❹ 駆風作用とは腸内のガスを排出する働きである。
❺ 抗菌作用とはウイルスの繁殖を抑える働きである。

例題 04
「セイヨウボダイジュ」という和名をもつハーブを次の中から選びなさい。
❶ セントジョンズワート
❷ パッションフラワー
❸ ネトル
❹ エキナセア
❺ リンデン

例題 05
次の製剤の説明の中から誤っているものを選びなさい。
❶ チンキ剤は外用で用いることがある。
❷ 冷浸剤は「水出し」という方法である。
❸ 浸出油はハーブをアルコールで抽出する方法である。
❹ 軟膏は外用で用いる。
❺ パック剤は外用で用いる。

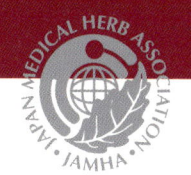

例題06 次の素材の中から、吸着性を利用してパック剤の基剤に用いられるものを選びなさい。
❶ ミツロウ
❷ グリセリン
❸ クレイ
❹ 植物油
❺ 消毒用エタノール

例題07 紀元前400年ころに古代ギリシアで活躍した「医学の祖」と呼ばれる医師を次の中から選びなさい。
❶ ディオスコリデス
❷ カルペッパー
❸ ガレノス
❹ ヒポクラテス
❺ アビケンナ（イブン・シーナ）

例題08 次のハーブの科名と使用部位の組み合わせで誤っているものを選びなさい。
❶ ウスベニアオイ ― ナス科 ― 花部
❷ ジャーマンカモミール ― キク科 ― 花部
❸ ネトル ― イラクサ科 ― 葉部
❹ ペパーミント ― シソ科 ― 葉部
❺ マテ ― モチノキ科 ― 葉部

例題09 次の文に当てはまるハーブを選びなさい。
「このハーブの根を軽くローストしていれたハーブティーは、ノンカフェインのヘルシーコーヒーと呼ばれています」
❶ ペパーミント
❷ ダンディライオン
❸ マテ
❹ エキナセア
❺ ハイビスカス

例題10 次のハーブとその花部の色の組み合わせで明らかに誤っているものを選びなさい。
❶ エルダーフラワー ― 淡黄
❷ ウスベニアオイ ― 青紫
❸ エキナセア ― 赤紫
❹ セントジョーンズワート ― 淡青
❺ ダンディライオン ― 黄

解答

例題01 解答 ❹

例題02 解答 ❺
湿気はカビなど品質劣化の原因になります。

例題03 解答 ❹
抗酸化作用は細胞の老化を抑える作用、緩下作用は便通を促す作用、収れん作用は皮膚を引き締める作用、抗菌作用は細菌の繁殖を抑える作用です。

例題04 解答 ❺

例題05 解答 ❸
浸出油はハーブを植物油で抽出する方法です。

例題06 解答 ❸

例題07 解答 ❹

例題08 解答 ❶
ウスベニアオイはアオイ科です。

例題09 解答 ❷

例題10 解答 ❹
セントジョンズワートの花部は黄色です。

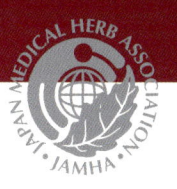

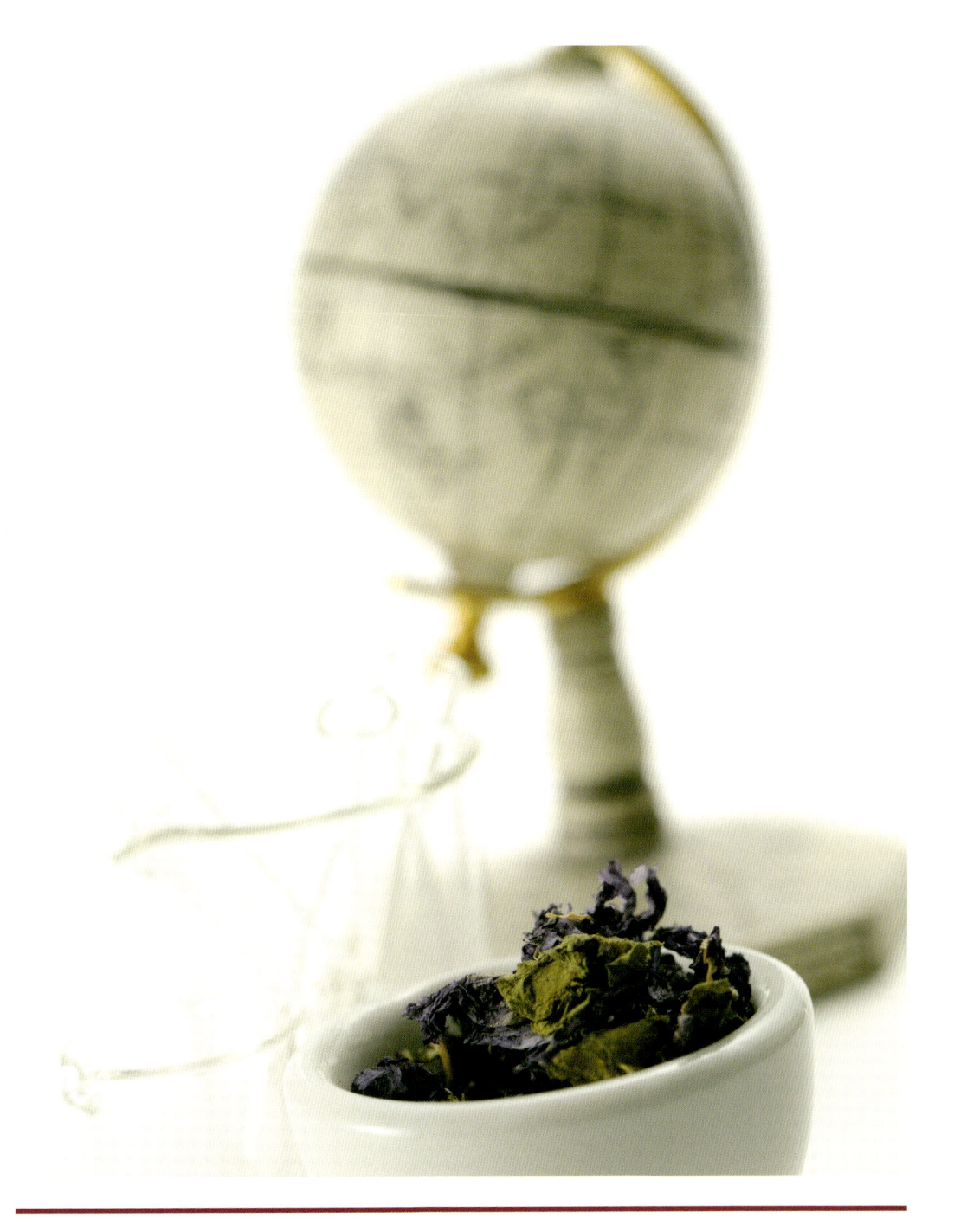

APPENDIX

用語辞典

■ア行

足浴(あしよく)	部分浴法のひとつ。バケツなどに入れた湯に足をつける。
アビケンナ	ペルシアの医師。精油の蒸留方法を確立した。
アルカロイド	植物化学成分の1グループ。窒素原子を含む有機化合物。
アロマセラピー	精油を使う植物自然療法。芳香療法。
イブン・シーナ	アビケンナのこと。
エタノール	エチルアルコール。ハーブ製剤で基剤として使う。
温湿布(おんしっぷ)	ハーブ活用方法のひとつ。温浸剤に浸した布で患部を湿布する。主に慢性的な症状に使う。
温浸剤(おんしんざい)	ハーブ活用方法のひとつ。成分を熱湯で抽出する。ハーブティー。
温浸油(おんしんゆ)	ハーブ活用方法のひとつ。ハーブを植物油に入れ、加熱して成分を抽出する。

■カ行

カオリン	クレイの一種。パック剤の基剤に使う。
学名(がくめい)	植物などの生物につけられる世界共通の名称。属名、種小名の順に表記される。
緩下作用(かんげ)	便通を促す作用。
緩和作用(かんわ)	緊張など、ある状態を和らげる作用。
基剤(きざい)	ハーブ製剤でハーブ以外に使用する材料。
揮発性(きはつせい)	常温で空気中に気化する性質。
強肝作用(きょうかん)	肝臓の機能を強化する作用。
強壮作用(きょうそう)	体の機能を活性化させる作用。
駆風作用(くふう)	腸内にたまったガスを排出する作用。
苦味質(くみ)	ハーブに含まれる苦味の成分。健胃作用や強肝作用がある。
グリセリン	植物性、動物性の油から作られる無色の液体。
健胃作用(けい)	胃の機能を高める作用。
抗菌・抗ウイルス作用(こうきん・こう)	細菌やウイルスの増殖を抑える作用。
光合成(こうごうせい)	植物が紫外線を使って二酸化炭素と水からブドウ糖を合成すること。
抗酸化作用(こうさんか)	細胞の酸化を抑制する作用。老化を遅らせる作用。
向精神性ハーブ(こうせいしんせい)	抑うつなど精神のトラブルに働きかける作用をもつハーブ。
興奮作用(こうふん)	精神を高揚させる作用。

Glossary

■サ行

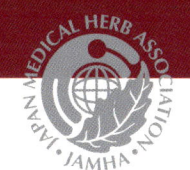

剤形（ざいけい）	ハーブ製剤の方法。ハーブの活用方法。
催乳作用（さいにゅう）	母乳の出を良くする作用。
自然治癒力（しぜんちゆりょく）	生物に備わっている病気やケガを体内から治そうとする力のこと。
自然療法（しぜんりょうほう）	人の自然治癒力に働きかけて病気を治そうとする療法。
遮光ビン（しゃこう）	紫外線を避けるために茶や青に着色されたビン。
収れん作用（しゅう）	肌を引き締める作用。
春季療法（しゅんきりょうほう）	春先のアレルギー予防などで、ハーブを積極的に摂取する療法。
消炎作用（しょうえん）	炎症を鎮める作用。
消化機能促進作用（しょうかきのうそくしん）	胃腸の消化機能を活性化する作用。
蒸気吸入（じょうききゅうにゅう）	ハーブ活用方法のひとつ。ハーブに熱湯を注ぎ、立ち上る湯気を吸入する。
浄血作用（じょうけつ）	血液をきれいにする作用。
脂溶性（しようせい）	油に溶けやすい性質。
植物化学成分（しょくぶつかがく）	植物が光合成の過程で作り出す化学物質。フィトケミカル。
植物療法（しょくぶつりょうほう）	植物を利用する自然療法。
浸出油（しんしゅつゆ）	ハーブ活用方法のひとつ。植物油にハーブを漬け込んで成分を抽出する。
水溶性（すいようせい）	水に溶けやすい性質。
製剤（せいざい）	ハーブをチンキや軟膏のように加工すること。
精製水（せいせいすい）	不純物が入っていない水。基剤のひとつで薬局で購入できる。
生体防御機能調節作用（せいたいぼうぎょきのうちょうせつ）	自律神経系、内分泌系、免疫系の3つの系統を働かせて、心身の状態をバランス良く保とうとする機能を調節する作用。
精油（せいゆ）	植物に含まれる脂溶性の芳香成分。エッセンシャルオイル。
相乗効果（そうじょう）	複数の作用が影響し合って、働きを高めること。
創傷治癒作用（そうしょうちゆ）	傷を治す作用。

■タ行

体液病理説（たいえきびょうり）	人は黒胆汁、血、黄胆汁、粘液をもっていて、そのバランスが崩れると病気になるという古代ギリシア医学の考え方。
代謝促進作用（たいしゃそくしん）	新陳代謝を活性化する作用。
タンニン	ハーブに含まれる渋みの成分。抗酸化作用とタンパク質を固める作用がある。
チンキ	ハーブ活用方法のひとつ。アルコールにハーブを漬け込んで成分を抽出する。内用、外用の両方で使う。

鎮痙作用（ちんけい）	筋肉の緊張を和らげる作用。
鎮静作用（ちんせい）	精神の高ぶりを鎮める作用。
鎮痛作用（ちんつう）	痛みを軽くする作用。
手浴（てよく）	部分浴法のひとつ。洗面器などに入れた湯に手だけをつける。
特定病因論（とくていびょういんろん）	ある病気は特定の病原菌が起こすという、20世紀初頭の近代医学の考え方。
トランキライザー	精神安定剤。

■ナ行

ナチュロパシー	自然療法のこと。
軟膏（なんこう）	ハーブ活用方法のひとつ。浸出油をミツロウに溶かし込む。
粘液質（ねんえき）	ハーブに含まれる粘り気のある成分。粘膜保護作用がある。
粘膜保護作用（ねんまくほご）	粘膜を保護する作用。

■ハ行

ハーバルバス	ハーブ活用方法のひとつ。ハーブそのものや浸剤を湯に入れて入浴する。
ハーブティー	温浸剤。
発汗作用（はっかん）	汗を出させる作用。
半身浴（はんしんよく）	みぞおちから上を湯から出した状態で入浴する方法。
ビーワックス	ミツロウ。
ビタミン	栄養素のひとつ。ハーブに多く含まれる。
ヒポクラテス	古代ギリシアの医師。医学の祖。
フィトケミカル	植物化学成分。
フェイシャルスチーム	ハーブ活用方法のひとつ。ハーブに熱湯を注ぎ、立ち上る湯気を顔に当てる。
部分浴（ぶぶんよく）	体の一部分だけを湯につける方法。手浴、足浴など。
フラボノイド	フラボノイド骨格と呼ばれる分子構造をもち、多くの作用をもつ。主に色素成分が多い。
芳香成分（ほうこうせいぶん）	植物の香りの成分。
芳香浴（ほうこうよく）	ハーブ活用方法のひとつ。ハーブに熱湯を注ぎ、湯気と香りを室内に拡散させる。
ホウル	ドライハーブで葉や花の形を残している状態。
ホリスティック	全体的。

Glossary

■マ行

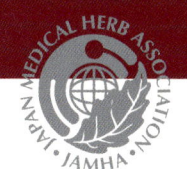

水出し（みずだし）	冷浸剤。
ミツロウ	ミツバチが巣を作るために分泌するロウ成分。軟膏の基剤に使う。ビーワックス。
ミネラル	栄養素のひとつ。ハーブに多く含まれる。
免疫賦活作用（めんえきふかつさよう）	免疫の働きを活性化させる作用。
モンモリオナイト	クレイの一種。パック剤の基剤に使う。

■ヤ・ラ行

薬理作用（やくり）	薬物が生体に対して示す作用。例として、消炎作用や鎮痛作用などがある。
湯煎（ゆせん）	直接火にかけるのではなく、湯にボウルなどを入れて熱を加える方法。
利胆作用（りたん）	胆嚢の働きを強化する作用。
利尿作用（りにょう）	尿の出をよくする作用。
冷湿布（れいしっぷ）	ハーブ活用方法のひとつ。冷やした温浸剤または冷浸剤に浸した布で患部を湿布する。主に急性症状に使う。
冷浸剤（れいしんざい）	ハーブ活用方法のひとつ。常温の水にハーブを漬け込んで成分を抽出する。
冷浸油（れいしんゆ）	ハーブ活用方法のひとつ。ハーブを常温の植物油に長期間漬け込んで成分を抽出する方法。

[おわりに]

これで検定の出題範囲はおしまいです。

本協会では、メディカルハーブ検定とハーブ＆ライフ検定、ふたつの検定試験を実施し、それにつながる「メディカルハーブコーディネーター」と「ハーブ＆ライフコーディネーター」の資格を認定しています。また、その他にも、メディカルハーブの安全性、有用性を正しく普及させるために次のような資格を認定しています。

ご自分にあった資格を探し、ぜひチャレンジしてみてください。さまざまな場所でご活躍されることを願っています。

・・・

■ハーバルセラピスト

科学的、体系的な知識に基づいて、30種類のメディカルハーブと12種類の精油の有用性を深く理解し、季節や体調の変化に応じた健やかでホリスティックなライフスタイルを提案できる専門家です。メディカルハーブをご自身やご家族の健康維持・増進に役立てることができ、ハーブショップ、ドラッグストアやアロマセラピーサロンなどで、メディカルハーブを活かしたホームケアとしてのライフスタイルをアドバイスすることができます。

また、協会の認定を受けた認定教室で講師を務めることができます。

＊認定校または認定教室でハーバルセラピストコースを受講・修了し、認定試験に合格した方が取得できます。

■日本のハーブセラピスト

日本の長い歴史の中で、日常生活や行事などで使用されてきたハーブに関する歴史的、科学的な知識を身につけます。30種類の日本のメディカルハーブと、生活圏や山野などで見かけることのある16種類の日本の有毒植物を詳しく学びます。

日本で利用されてきたハーブの特徴や有用性、さらに法制度と安全性を理解し、正しい知識をもってご自身やご家族の健康維持、増進に役立てることができる専門家です。

また、協会の認定を受けた認定校で日本のハーブセラピストコースの講師を務めることができます。

＊ハーバルセラピスト有資格者で、かつ、認定校で日本のハーブセラピストコースを受講・修了し、認定試験に合格した方が取得できます。

■シニアハーバルセラピスト

ハーバルセラピストで学んだ30種類のメディカルハーブの成分や作用、安全性や有用性をさらに深く学びます。ストレスや生活習慣から生じる、さまざまなケースに応じた「植物療法」の実践を目指す、メディカルハーブの専門家です。

また、協会の認定を受けた認定校及び認定教室でハーバルセラピストコースの講師を務めることができます。

＊ハーバルセラピスト有資格者で、かつ、認定校でシニアハーバルセラピストコースを受講・修了し、認定試験に合格した方が取得できます。

■ ハーバルプラクティショナー
植物療法で汎用される40種類のメディカルハーブの成分や作用、さらに安全性や有用性を「植物化学」の視点から深く理解し、ハーブの化学の専門家を目指します。
また、協会の認定を受けた認定校でハーバルプラクティショナーの講師を務めることができます。
＊シニアハーバルセラピスト有資格者で、かつ、認定校でハーバルプラクティショナーコースを受講・修了し、認定試験に合格した方が取得できます。

■ ホリスティックハーバルプラクティショナー
ハーブの知識だけではなく、基礎医学をベースにさまざまな代替療法の概要を理解し、肉体的・精神的な健康だけでなく、スピリチュアルな視点からも健康を提案できるメディカルハーブを中心としたホリスティックな専門家です。
＊ハーバルセラピスト有資格者で、かつ、認定校でホリスティックハーバルプラクティショナーコースを受講・修了し、認定試験に合格した方が取得できます。

いずれも、資格認定を受けるには会員であることが条件となります。
認定校、講座、資格についてなど、詳しくお知りになりたい方は、本協会ウェブサイトをご覧ください。
http://www.medicalherb.or.jp/

特定非営利活動法人
日本メディカルハーブ協会検定委員会

Staff

構成	オフィス棟
制作	オフィス棟
編集	山路ヨウコ
撮影	中川カンゴロー
デザイン	徳武佳子（C2design）
イラスト	浅倉田美子　加藤友佳子
スタイリング	金井まさみ

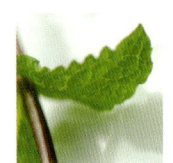

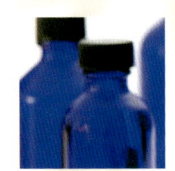

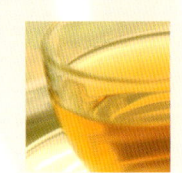

メディカルハーブ検定テキスト

◎協定により検印省略

2023年4月25日　改訂版第12刷発行　㊲

監修者	特定非営利活動法人 日本メディカルハーブ協会検定委員会
発行者	池田士文
印刷所	株式会社光邦
製本所	株式会社光邦
発行所	株式会社池田書店 〒162-0851 東京都新宿区弁天町43番地 電話 03-3267-6821（代）／振替 00120-9-60072

落丁・乱丁はおとりかえいたします。
©Japan Medical Herb Association, K.K.Ikeda Shoten, office ren 2007, Printed in Japan
ISBN978-4-262-16935-4

本書のコピー、スキャン、デジタル化等の無断複製は著作権法上での例外を除き禁じられています。本書を代行業者等の第三者に依頼してスキャンやデジタル化することは、たとえ個人や家庭内での利用でも著作権法違反です。

23090504